タンパク質で免疫力を上げる

―今こそ知りたいインターフェロンの効用

三石 巌

JN075599

編集部より

本書は、分子栄養学を提唱し自ら実践するために一九八二年、八十一歳の時に株式会社メグビーを設立した三石巌先生が、一九七八年に出版された『夢の新薬インターフェロンの効用』の文庫版です。

三石先生は一九九七年一月、惜しまれながら九十五歳でお亡くなりになりましたが、その二週間前まで雪山でスキーを楽しんでおられました。

文字通り「死ぬまで現役」だった三石先生が、自分の健康のレベルアップを願う人たちのために、正しい知識を読みやすくまとめた一冊です。

ぜひ、あなたの健康長寿の参考になさってください。

推薦文
自分の健康を自分の頭で考え守るために必要な情報がこの一冊に

医師・医療法人社団ＢＯＨ　細野クリニック院長　細野周作

二〇二二年七月になり、落ち着きかけていたコロナ禍は一転して、新規感染者数が急激に増え第七波に突入しています。

新型コロナウイルスのワクチンが出始めたとき、重症化の予防効果だけでなく感染予防にも効果があるといわれ、ワクチン接種によってコロナ禍が終わることが期待されましたが、そのようには進みませんでした。残念ながらウイルスは、ワクチンが効きにくい変異型へ変化し、毒性は弱まりながらも感染力を増して広がっています。

免疫には、自然免疫と獲得免疫があります。獲得免疫を誘導するワクチンは重症化予防のためにありますが、重症化を左右する因子には自然免疫のインターフェロンも関係しています。本書では、インターフェロンについてウイルス感染とガンの観点から三石《みついし》先生の考えが展開されています。

インターフェロンは高齢になると体内での産生力が低下していくためウイルス感染しやすくなりますが、若い人は産生力があり、感染しても重症化することなく数日で治ることになります。

医学は、産生量が少ないのであれば外から薬として取り入れようと考えますが、体内でもともと作られているものは、栄養条件を整え体内環境を調整することで作られる、というのが三石理論の一貫した主張です。そのために、高タンパク、メガビタミン、活性酸素の除去を行っていきますが、詳しくは他の著書（祥伝社黄金文庫『医学常識はウソだらけ』など）をご参考ください。

三石先生と私の出会いは、モーレツビジネスマンをしていた父が四十代で脳梗塞になったことから、母が健康管理の方法として三石理論を取り入れたことに始まります。父はその後、再発することなく定年まで、最前線で仕事を全《まっと》うすることができました。

三石先生に直接お会いしたのは、先生が亡くなる前年（一九九六年）の夏、練馬《ねりま》区江古《えご》田《た》のご自宅で行われた勉強会です。テーマは、分子生物学の泰斗《たいと》ジャック・モノーの『偶然と必然』を先生自身が翻訳された書籍でした。「現代のアリストテレス」といわれた三石先生の勉強会に相応《ふさわ》しく、参加されるメンバーの方は六十、七十代の方たちでしたが、難解な内容にも関わらず質疑応答していて、知的レベルの高さを感じました。生涯現役であった三石先生自身は背筋が伸びた姿勢で、九十代には見えない元気さがあり、楽譜なしでオルガンを引かれたのは驚きでした。

この本は出版されて四十年以上経ち、古典に近い書籍になりますが、今でこそインターフェロン合成にビタミンCが補酵素として必要であることは知られていますが、その事実が発見される前に医学的な知見を組み合わせ、仮説として発表しているあたりが三石先生の本領発揮といえて興味深いです。今でこそ当たり前に使われる分子栄養学という言葉も、三石先生の造語であります。

書籍の中では専門用語が遠慮なく使われているので、三石先生ご自身が言われている通り、理論的でかつ難解であり、医学的な知識がない方には難しく感じる点もあるでしょう。

ただ世間に流布《るふ》される知識や情報に振り回されず、自分の頭でしっかり考え、健康の自主管理を目指す方にとっては、必要な知識であり情報になるでしょう。

「百年経っても腐らないのが本当の情報だ」とは三石先生の言葉ですが、この書籍により、がん予防だけでなくウイルスに抵抗するために大切なインターフェロンに関心をもち理解を深めることができます。ぜひご一読いただき、健康レベルを高め自分自身で健康管理していく指針にお役立ていただけると幸いです。

（二〇二二年七月）

まえがき

講談社体育出版部の部長から、この本の企画を聞かされたとき、私は少しばかりとまどった。

それは、私がインターフェロンについて、素人であるからだ。

それにもかかわらず私に白羽の矢が立ったのは、これまで私が、著書の中に、インターフェロンの紹介につとめてきた、という実績があったからにほかなるまい。

私がインターフェロンに興味を持つのは、生体の防衛機構の中で、それが重要な柱である、との認識を持ち続けていることによる。しかし、それだからといって、インターフェロンの専門家でも何でもない。いわば純然たる門外漢である。

その私が、インターフェロンの単行本の執筆を引き受けるとなると、考えるべき点が多々ある。

元来私は、受け売りを潔《いさぎよ》しとしないたちだ。本書の構成に仮りに新機軸が出せたとしても、個々の情報が受け売りであっては自らを恥じざるを得ない。これまでも、『人間への挑戦』では体質論を、『ガンは予防できる』では二重変異説その他を、また『高タンパク健康法』では補酵素親和力を、という具合いに、著作のつど、物理学者として分子生物学的な仮説を発表してきたのである。

インターフェロンは、その働きが複雑怪奇であって、真相はまだ誰にもつかまれていない。

だからこそ、これは私の興味の対象になっているのだが、本書の執筆中に、私はどうやらインターフェロンの秘密の扉に手をかけたような気がしてきた。

それを「ウイルス競合説」と仮称しておこう。

そのウイルス競合説をここに発表することによって、私は受け売りから脱出することが可能になった。これは少なくとも、著者である私にとって、無上の喜びである。

もしこの仮説が、インターフェロンの専門家にとって多少の参考になるならば、満足この上ない。

一九七八年二月十七日

三石《みついし》　巌《いわお》

目次

II

インターフェロンの発見と研究
——日・英で発見され研究すでに二十余年

Ⅲ ウイルスあってのインターフェロン

——悪名高き「ウイルス」の正体とその行動

Ⅳ ビタミンCと結びつく?

――メガビタミン主義の立場から大胆にアプローチ 89

Ⅴ インターフェロン合成への仮説

――ウイルス依存でなく自前ではつくれないか? 111

VI ガンとインターフェロン

――ガン＝ウイルス説が否定された場合でも有効か？

Ⅶ ガンとビタミン

——メガビタミン主義者としての体験的ビタミン有効説

装丁　盛川和洋
図版　J-ART
イラスト　深田　徹

I

話題のインターフェロンとは

——「夢の新薬」、「ノーベル賞もの」と評価される理由

量産化への第一歩

ジャーナリズムの上でインターフェロン・ブームが起きたのは、ごく新しいことだ。ことの起こりは、昨年（一九七七年）も押し詰まった十二月十六日にさかのぼる。その日の毎日新聞朝刊は、第三面の大きなスペースをさいて、『ガンにも効く？　夢の新薬』という見出しに、『インターフェロン量産成功』という第二見出しをつけて、大々的な報道をした。

その大要を再録してみよう。

『B型肝炎ウイルスなど各種ウイルス性疾患の特効薬と言われるインターフェロン（ウイルス増殖阻止因子）開発に取り組んでいる、東京都臨床医学総合研究所のインターフェロン・プロジェクトチームはこのほど、人間の正常細胞を使ったインターフェロンの量産に成功、臨床実験が可能になった……人間の正常細胞を使ったインターフェロン大量供給についてては各国で研究が進められているが、成功したのは世界で初めて。臨床実験で安全性や効力を確認するのは早くても三年間ほど必要だが、実用化されればウイルス性疾患対策は大きく躍進する』

インターフェロンという言葉に接したことのない人にとっては、こんな大騒ぎが何で必要なのかが理解できないかもしれない。見出しが大きくても、見逃す人もあろう。しかし、インターフェロンに興味を持つ人にとって、これは驚くべきできごとであった。

この引用文は導入部であって、次のような本文があとに続く。

『都臨床医学総合研究所のプロジェクトチームは、B型肝炎対策の一環としてインターフェロン開発に取り組んできたもので、このほど開発したのは、人間の正常細胞（ヒト二倍体細胞、染色体四十六本）を培養して増殖させ、誘発物質を与えてインターフェロンを産生させる方法。

一つの細胞は四、五十代まで分裂、増殖するので、億単位でインターフェロンを量産することが可能になった。ガンと似たような異常な細胞を増殖させるのは比較的容易だが、正常細胞を培養、増殖させるのは至難とされてきただけに、今回の正常細胞使用による〝きれいなインターフェロン〟量産化成功は画期的な業績。

最近、骨肉腫やガンなどに対し、有効とのデータがスウェーデンなどで発表され、ガンやウイルス性疾患への特効薬になるのではないか、と注目を集めているインターフェロン量産化の問題だけに、都衛生局の態度も慎重。今回のインターフェロン開発で、どんな細胞が使われ、どのような培養法がとられ、誘発物質が何であるかなど、製造法の具体的な点は一切「ノウハウ」として明らかにされていない』

まずB型（血清）肝炎を対象に

本文はさらに続く。

『インターフェロン総合プロジェクトの研究体制を固めるために設けられたのが「インターフェロン開発研究協議会」で、十五日の初会合では今後の臨床実験法などについての検討、協議が行われた。その結果、インターフェロンの効力、安全性をまずB型肝炎ウイルスにしぼって確かめることになった。

第一段階として来年早々から、B型肝炎の原因となるHB抗原をもちながら発病していない人を対象に投与、影響を見ることや、母子感染のための動物実験を開始、このあと、第二段階として慢性肝炎患者に投与、治療効果を判定する。チンパンジーなど霊長類を使った実験も並行して行い、慎重を期す。

実用化は早くても三年後で、それまでインターフェロンは同研究所の研究員、都職員などで構成する「インターフェロン管理班」が厳重に管理する』

この記事を読んで気のつくことは、「二倍体」、「染色体」、「誘発物質」などの用語が、堂々と使われている点だ。中学校程度だと言ってしまえばそれまでだが、このような学術用語が、新聞紙上に気軽に使われることを歓迎するのは、私だけではあるまい。

念のために説明しておくが、卵子・精子は、減数分裂という方法で作られるために、染色体の数が、半分の二十三本になっている。これが合併すると、染色体の数が二倍になるから、その細胞は「二倍体」になる。正常な細胞、つまり体細胞は二倍体であるから、四十六本の染色体を持っている。

また、誘発物質とは、細胞を刺激してインターフェロンを作らせる物質のことだ。

B型肝炎とは、血清肝炎とも呼ばれるウイルス性疾患のことである（後に輸血などによるB型肝炎ウイルスと確認された）。全世界にこの患者は推定一億人いる。この人たちは自分の肝臓を損なうばかりでなく、他人への感染の危険もあって、始末の悪いものである。

ところで、このような新聞記事には、よく注釈的な文がある。その一つは「インターフェロン」と題するインターフェロンなるものの解説である。これは、本書で扱う主題目であるから、割愛する。

ガンにも効くのか？

もう一つの付帯記事は、都臨床医学総合研究所長事務代理西岡久寿弥氏の談話である。『量産といっても、臨床応用に使用できるほどの量で実用化となれば、さらに量産に向けての新しい技術革新が必要だろう。しかし、これまで世界でもあまり例のなかった高単位のインターフェロン製造が可能となっただけに、ウイルス病の根治を目ざすものができたと思っている。ただし功を焦るあまり、〝ガンにも効く〟など人体実験に走ったり、評価があいまいなまま実用化するのはいけない。B型肝炎への臨床応用を慎重に実施したうえ、実用化のメドをつけたい……』

この西岡氏は、WHOウイルス肝炎研究センター所長でもある。彼は、インターフェロンのガンに対する有効性を即断することを戒めているが、これは重要な点であろう。

骨肉腫といえば、二年間の生存率が二十パーセントしかないという悪性のガンであるが、スウェーデンのカロリンスカ研究所では、この患者にインターフェロンを用いている。

投与量は二百万〜三百万単位で、それを週三回注射した患者二十三名について見ると、不慮の事故で死んだ一名を除き、全員が生きている。そのうち四名は五年以上の生存者である。皮膚ガン、喉頭ガン、ホジキンリンパ腫にも有効例があったという。

インターフェロンが大きな話題になるのは、それが、〝ガンにも効く〟と考えられているからにほかならないのだ。

私の記憶によると、インターフェロンが新聞で大きく扱われたことは、これまでに一回もない。だから、この新聞記事は、ジャーナリズムに大きな刺激を与えることとなった。むろん、各新聞がこれを取り上げたが、週刊誌もこぞって乗ってきた。

トップを切ったのは、「週刊現代」の一月十二、十九日合併号である。ここには、『特報！ペニシリン以来の発見か——ガン新薬〝インターフェロン〟の開発』というショッキングな速報記事があった。

続いて、「週刊ポスト」、「週刊文春」となるのだが、当然の成り行きとして、あとのものほど情報の密度が濃くなっている。

まず、「週刊ポスト」一月二十七日号のものを紹介することにしよう。見出しは、『インターフェロン丸山ワクチン——話題の二大ガン特効薬を比較点検する』となっている。

「週刊ポスト」は、インターフェロンの発見者として知られる北里大学長野泰一教授の談話を取材している。それを引用しよう。

『きわめて心外といいますか。インターフェロンがウイルス性肝炎に効いて副作用がないのは、もう周知の事実だし、骨肉腫患者なんかにはっきりした効果のあることも、臨床結果がでているんですからね』

自民党あたりから、終始いびられどおしの美濃部東京都知事に、久しぶりで明るい顔を取り戻させ、「ノーベル賞ものだ！」とまで言わせた、都臨床医学総合研究所の業績は、まさにインターフェロン量産化の成功であって、インターフェロンそのものの研究にかかわるものではない。とするならば、二十年以上もインターフェロンと付き合ってきた長野教授にとって、この騒ぎぶりが苦々しく思えたのも当然だったろう。

なおこの「週刊ポスト」には、インターフェロン投与の対象として「骨肉腫」が選ばれた理由が紹介されている。

『ストランダー博士が骨肉腫を選んだのは、従来の方法では患者数が多いガンにテストするほどのインターフェロンが量産できないことと、骨肉腫は進行経過が明瞭なので効果が確認しやすいためである』

ストランダー博士は、前出のカロリンスカ研究所付属病院の医師である。ノーベル賞を設けたことで知られるアルフレッド・ノーベルは、若いときからカロリンスカ学院に資金援助をして、これの育成に努めた。それが、いまでは押しも押されもしない世界的な医科系大学および研究所になっているのだ。

このストランダー博士の選択の言葉からも、インターフェロン量産化がいかに大きな意味を持つかがうかがえるではないか。

肝硬変が予防できる？

次は「週刊文春」一月二十六日号だ。見出しは、『ガン・肝炎の特効薬――インターフェロンの量産化企業戦争』とある。

『……なにしろ、このインターフェロンなる物質、現代では不治の病とされているウイルス性肝炎をはじめ、約八百種のウイルス性疾患（例えばヘルペス、ラッサ熱、インフルエンザ、デング熱、狂犬病等々）の特効薬といわれている。となると、サラリーマンの病気中、ガンと並んで関心をもたれている肝硬変も予防できることになる。

さらにまた、ガンにも効く、と言われているのだ。

まさに〝夢の新薬〟なのである。

このニュースを伝え聞いた某大臣が早くも、「カネはいくらでも出すから、わけてくれ」と、申し込んだ、などというナマ臭い話もあり、これまた関係者のヒンシュクをかった』

ここには、インターフェロン量産化の波紋がどんなに大きいかを思わせるものがある。

「週刊文春」は、都がインターフェロンに着目したいきさつをも紹介する。

『もともと都がインターフェロンに取り組まざるを得なかったきっかけは、昭和四十六年から四十八年にかけて、都立大久保病院にB型肝炎患者が激増したことにある。

このときは、医師が患者の受け入れを恐れるほどの多発ぶりだった。

ちなみにこの病気が、いかに恐ろしいか、権威である志方俊夫日大医学部教授に語ってもらうと、

「肝炎は慢性化して、症状が進むと肝硬変になり、肝臓ガンになる。赤痢、結核といった感染症のほとんどはワクチンや抗生物質でコントロールできるようになったが、肝炎だけはまだできないんです」

日本にはB型肝炎のウイルス保持者が推定で二百万から三百万人もいる。そのうち症状がでている人が、二十万から三十万人もいる』

ここでもまた、インターフェロン量産化の意味の大きいことが、改めて考えさせられ

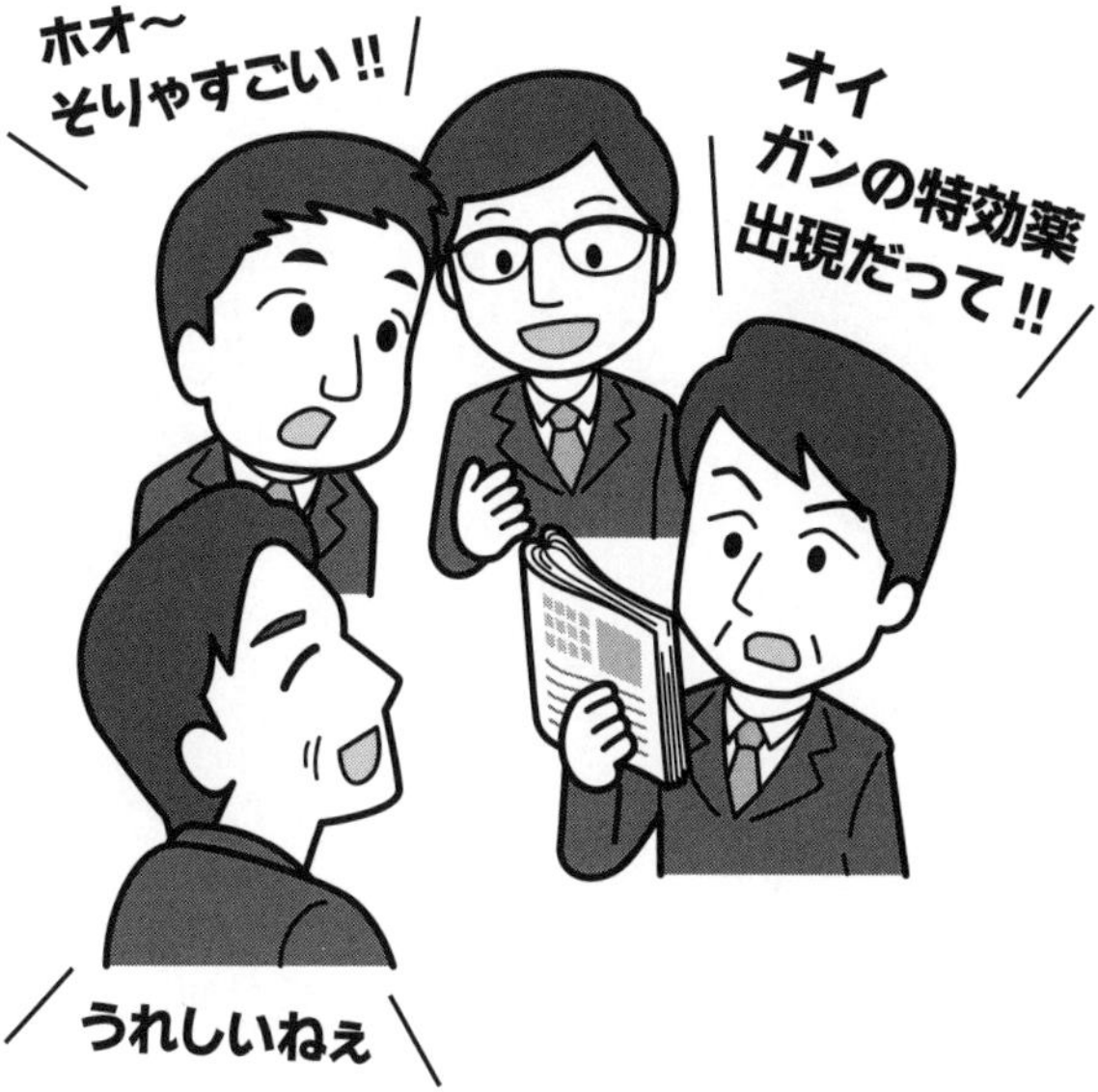
ホオ〜
そりゃすごい!!
オイ
ガンの特効薬
出現だって!!
うれしいねぇ

る。

長野教授の、これについての発言も、この週刊誌に載っている。

『……私は、フィンランドではすでに量産化に成功しているのだから、それの技術を輸入した方がいいと思っている。彼らは快く応じてくれるはずだし、実験的に治療に用いて成功しているわけですからね』

インターフェロンの発見者からすれば、内外の医学界の主流から冷たい目で見られてきたインターフェロンが、にわかにクローズアップされ、から騒ぎの材料にされるのは、たえられないことなのだろう。

兜町の反応

科学技術の研究に実りがあれば、企業がこれに目をつける、というパターンはすでにできている。「週刊文春」は、この点にも触れた。

『このニュースが流れたとき、東レの株価のハネ上がりかたはすごかった。不況のあおりをまともに食っている繊維産業の同社の株が、一挙に二十一円高』

都臨床医学総合研究所のプロジェクトチームのリーダー小林茂保氏が、東レ基礎研究所の主任研究員であってみれば、兜町の反応も当たり前だったろう。

かくして一九七七年の暮れ、二十年も日の目を見なかったインターフェロンが、花々しい脚光をあびて、ジャーナリズムに登場してきた。そして、そこで扱われた主な情報は、ここに収録した範囲のものだ。

「反科学」という思想が、頭をもたげる気配がある。「合理主義の時代は終わった」などの主張をする哲学者が出てきた。このような論者も、ガンの宣告を受けるような事態になれば、科学の路線に引きずりこまれ、合理主義のまないたにのせられるだろう。インターフェロンの発見や量産化は、科学や合理主義の勝利ではない、と言えるだろうか。

私は科学者のはしくれとして、半世紀にわたって科学の功罪や、現代文明の中での位置づけについて考えてきた。その趣旨は『文明の解体』(太平出版社)に展開したことでもあり、本書のテーマから遠く外れるものなので、ここではそれに触れたくない。

サルトルの友人ボーヴォワールは、自分が結核を患っているのを軽視したために、ついには担架で病院にかつぎこまれなければならなくなった。こういうことを、「反科学思想」の報いと見るのは、ひが目なのだろうか。

インターフェロンとのわが出会い

戦時中の話になるが、津田英学塾が、文部省の勧告によって理科を設置し、津田塾専門学校と改称したとき、私はそこに参加した。

これは、現在の津田塾大学の前身についての話であるが、このとき、理科は物理化学科と数学科と、二つの部門を持っていた。戦後になって、新制大学に改組されるとき、物理化学科は廃止となった。第一の理由は、膨大な設備が要求されたことにある。

結局、物理化学科の卒業生は先輩も後輩もいないことになった。そこで私はその人たちと勉強会を作った。

その勉強会三十年の歴史の中で、私たちはいろいろなことを扱った。現時点で見ると、そのテーマは分子生物学にかたよっている。そして、その勉強の中で、我々はインターフェロンに出会った。

たまたま、岸田綱太郎氏の『インターフェロンの生物学』(紀伊國屋書店)が出版された時期だったので、私たちはそれを読んだ。奥付を見ると、一九七一年十月三十日とあるから、六年四ヵ月ほど前のことになる。

この勉強会のメンバーのうち、S夫人、C夫人、O嬢などが、図書館協会の図書選定委員になっていた。いや、いると言った方がよいのかもしれない。私から、また勉強会から見れば、彼女たちは目ぼしい本を見逃さないために、図書館協会に派遣されたようなものである。インターフェロンの本も、彼女たちが見つけて、勉強会に報告したものだった。

翌一九七二年は、我々にとって厄年となった。四月にはO嬢が両側乳房のガンで入院、六月にはS夫人の令息が黒色皮膚ガン（メラノーマ）で入院した。それより前には、C夫人の夫君が白血病の宣告を受けていた。

勉強会の連中は毎年冬になると、何回もスキーに出かけるが、ただ一人の若者として、S夫人の令息のR君はよく我々に同行した。彼は、あたかもマスコットのような存在であった。

入院の年、R君は腰痛を訴えていたが、若者でも腰の痛みもあるだろうと特に心配はしていなかった。

しかし、腰痛はますます激しくなり、ついにT病院で診察を受けることになった。

結果は、一同の腰を抜かすのに十分であった。背骨が折れていたのだった。骨に転移ガンがあったのだ。

20歳の青年R君のガン

R君は、皮膚のあちこちに、黒色の隆起組織を持っていた。学齢に達するより前、S夫人は皮膚科に通って、顔面の黒斑の治療に励んだ。ドライアイスで冷却して硬化させ、そこをサンドペーパーでけずる、という方法であった。

R君は、その痛みにたえなければならなかった。母親は、帰途には必ずごほうびを買い与えていたものだ。

R君の発病時の年齢が二十歳であることから考えると、ガン細胞、もしくはガン細胞の卵は、出生時からあったことが推察される。S夫人の黒あざへの挑戦が、かえって仇となったかもしれないのだ。ガンの宣告から来る衝撃は、その意味で彼女の場合特に大きかった。

それからもう一つ、メガビタミン主義の問題がある。

勉強会では、小柳達男氏の著書、『食品栄養学』(南江堂)、『食物と健康』(東都書房)などを読んでいた。その影響もあって我々は、ビタミンを大量に摂取する方向に傾斜していた。むろんそれは、健康管理に逸脱しないためである。それなのに、勉強会の周囲にガンの多発があった。私の家内も乳ガンをやっているが、それはメガビタミン主義を信奉するより前のことであった。

いずれにせよ、健康管理をかなり積極的にやっていたのに、R君の発病があったことは、S夫人には特に大きなショックであった。というのは、メラノーマは最高に悪性のガンの一つだからである。

今から考えると、当時の我々のビタミンに関する知識は貧弱であった。それは、文献が乏しかったせいもある。我々のメガビタミン主義は、ビタミンB群を中心としていた。ビタミンCの摂取量は明らかに不足していたし、ビタミンEは天然品の入手が不可能であった。

もっとも、ポーリングの『さらば風邪薬』(講談社)が出た一九七一年から、我々のビタミンC摂取量は飛躍的に増大しているが、これはこの悲劇的な事態にとっては遅すぎた。といっても、直接の研究者ではない我々にとって、これは仕方のないことであった。

R君は早速T病院の入院患者となった。背骨が折れていては歩行にも難渋する。彼はトイレに行くときには、車輪の付いた歩行器につかまって移動するような不自由な身となった。若年者のメラノーマは猛烈な勢いで進行する。初めのうちは、ベッドに寝て、仰向けになって読書していた彼も、次第に視力を失ってきた。全身に転移しつつあったのである。眼球は押し出されてきた。

この段階で、S夫人は私に相談をしてきた。インターフェロンを使ってみたいがどうか、ということであった。

私は、一も二もなく賛成した。当時の私の頭では、インターフェロン以外に望みをつなぐものは一つもない、と判断するほかなかったのだ。

私が賛成したところで、主治医の賛成がなければ話にならない。S夫人は主治医にかけあった。まずいことに、主治医はインターフェロンについて全く知識がなかった。そこで彼女は、『インターフェロンの生物学』を主治医に渡して、読んでもらった。

ガンへの日本最初の投与

S夫人の努力の甲斐があって、主治医はついにインターフェロンの投与に同意した。しかし、まだ難関がある。それは、病院長の許可である。

その名を言えば誰でも知っている超一流の臨床医である病院長は、主治医の提案を直ちに拒否した。インターフェロンの知識がなかったせいもあるが、理由は、人体実験は不可、ということであった。しかしS夫人は、院長の許可なしにインターフェロンを使うよう、主治医を説得することに成功した。

これで、難関のすべてが突破されたわけではない。インターフェロンを使ってよいといっても、その現物がなければ話にならない。

幸いなことに、R君の父親は、文部省の高官である。各地の大学や研究所に出向いて、インターフェロンの融通を懇請した。そしてついに、ある大学の好意を得ることができた。

その大学にも、インターフェロンの持ちあわせがあったわけではない。製造のために二週間の猶予を求めた。

S夫妻にとって、そしてまた我々友人にとって、この二週間は気の遠くなるような長さであった。

S夫人は、朝から晩までR君に付き添って、一切の世話をしていた。そしてインターフェロン一週間分の用意ができたとの通知を受けると、S氏は新幹線でそれを取りに行った。

待望のインターフェロンが手に入るやいなや、主治医はそれを患者の腕に静注（静脈注射）してみた。すると、若干の発熱があっただけで、副作用は抗ガン剤ほどひどくはなかった。

S夫妻も多分そうであったに違いないが、我々も、この重症ガンが治るとは思っていなかった。それにしても、万一の幸運ということがある。いくらかでも好転すれば、というのが共通の願いであった。

当時、インターフェロンの量産化はまだ実現していない。せっかくのインターフェロンも、あとが続かなかった。そして、入院二ヵ月で、R君は不帰の客となった。

そのときS氏は私に言った。インターフェロンを使っている間、病気は進行しなかった、と。インターフェロンを供給した大学では、億単位のインターフェロンを使いたかったのだが、百万単位しか用意できなくて、残念だった、と嘆いたそうだ。

R君に供えられた香典は、インターフェロン研究のため、その大学に寄付された。

これは、わが国でインターフェロンがガン患者に使われた最初である。

このことが知れると、ジャーナリズムが大騒ぎをするだろうから、一切を秘密にするように、という申し入れが大学からなされた。そこで私も、このいきさつを、これまで公表したことはなかった。しかし、インターフェロンとガンとの関係について、若干のデータが揃った今日となっては、秘密にする必要もなかろう。ただ、当たり障りがあっては困るので、固有名詞だけは、伏せさせていただいた。

周囲にあまりに多くのガン患者が発生した関係上、ガンに対して私が打つ手は、現在ではもっと多彩になっている。

いまならば、R君の場合にも、インターフェロン一辺倒ではなかったろう。しかし、R君が身をもって、インターフェロンの効果を我々に教えてくれたことは、忘れることのできない事実である。

R君の少し前に発病したO嬢の場合だが、これは両側乳房切除という大手術を受けた第三期ガンであった。彼女は輸血のためにB型肝炎を患ったが、術後六年に近い今日、転移の様子もなく元気でいる。これは、インターフェロンのご厄介になったのではなく、メガビタミン主義のおかげだ、と私は思っている。この場合についての詳細は、『ガンは予防できる』（阿部出版において再版）に書いておいた。

II

インターフェロンの発見と研究

——日・英で発見され研究すでに二十余年

“干渉しあう”二種のウイルス

外国の文献を見ると、インターフェロンの発見者は、アリック・アイザックス、ジャン・リンデンマンの二人、ということになっている。二人は、ロンドンのイギリス国立医学研究所の研究員である。

インターフェロンという名前を作ったのは、確かに彼らである。しかし、発見者は違う。これは決して小さな問題ではない。

インターフェロンの発見者は、日本の長野泰一博士である。

彼は、東大伝染病研究所教授時代に、これを発見したのであった。それは、一九五四年のことであるから、あまり新しい発見とは言えない。そしてそれから二十余年、インターフェロンの研究は内外で続けられている。そしてそれが、若干の成果をあげる時期にさしかかった、ということだ。

新聞の報道にあったように、インターフェロンはウイルス性疾患と結びついている。インターフェロンは、元々ウイルス性疾患の研究から発見されたものなのだ。

すべての研究がそうであるように、一つの成果があがるまでには、多くのステップがある。インターフェロンの発見に至るまでの歴史も、その例にもれない。

いまから四十年あまり前の一九三五年、ホスキンズは黄熱病ウイルスの動物実験をしていた。このウイルスには、神経に親和性があって神経に病変を起こさせるものと、内臓に親和性があって内臓に病変を起こさせるものの二種がある。これらのウイルスを単独にサルに与えると、確実に発病する。ところが、両者を同時に与えると、発病が見られないことを、ホスキンズは発見した。

これと同じ一九三五年、マグラッシは、ヘルペスウイルスで動物実験をした。このウイルスには、脳炎を起こすものと、起こさないものの二種がある。脳炎性ヘルペスウイルス単独に感染したウサギは、間違いなく脳炎を起こす。しかし、これと非脳炎性ヘルペスウイルスとを重感染させたウサギは、脳炎を起こさないことを、マグラッシは発見した。

ホスキンズとマグラッシとは、ウイルス感染症について、それまでに知られていない新しい現象を見つけたわけである。

ここでは、二種のウイルスが、互いに他方の働きを妨害するかに見える。この現象は、のちに干渉（インターフィアレンス）と呼ばれるようになった。これは、二種のウイルスが互いに干渉して、働きを殺し合うという見方である。しかし当時は、誰もが考えをここまで進めることはできなかった。

ホスキンズもマグラッシも、それぞれに近縁なウイルスを使っている。ホスキンズの場合は二種の黄熱病ウイルスであり、マグラッシの場合は二種のヘルペスウイルスである。

否定された免疫反応説

一方、ウイルスに感染した生物には、ウイルスが抗原となって抗体が作られるケースがある。黄熱病ウイルスの一つに感染したサルの体内には、それに対する抗体ができ、それが第二の黄熱病ウイルスの働きをおさえるために、発病が阻止されるのではないか、という意見が出てきた。

二種のウイルスが抗原としては同一であるために、抗体も同一、という考え方である。これと同じ考え方は、二種のヘルペスウイルスの場合にも適用できるはずだ。

これならば、免疫反応（抗原抗体反応）の枠の中のできごとだから、別に新規のものではないことになる。ホスキンズ、マグラッシの両氏は、抗原性が同一かもしれない二種のウイルスを使った。それは、いわば自分で作った落とし穴であった。

くだって一九三七年、フィンドレイ、マッカラムの両氏は、近縁でないウイルス、つまり、抗原性の同一でない二種のウイルスを使って、動物実験をした。そして、一方に独立に感染させれば発病するのに、二者の重感染では発病が見られないことを発見したのである。こうなると、免疫反応説はその土台を揺さぶられざるを得ない。

そこで、次には、免疫反応システムを持たない細胞を使って、ウイルス重感染の実験が行われる段取りになった。

使われたものは、発育鶏卵であり、マウス胎児の培養細胞である。前者は一九四三年、後者は一九四六年の実験であるが、いずれの場合にも、二種のウイルスは互いにその作用を殺し合った。そこには、免疫反応が存在するはずがないのに、感染症が起きなかったのである。

ここまで来ると、ウイルス間の干渉（インターフィアレンス）の概念がほぼ確立した。要するに、ウイルスの感染の阻止のメカニズムが、免疫による感染の阻止のメカニズムと全く違うことが明らかになったのである。

長野泰一教授の画期的研究

長野教授の研究がこのあとに続く順序となるが、マウス胎児の培養細胞を使ったレンネッテおよびコプロフスキーの実験から、すでに八年の歳月が、その間に流れている。そしてこの研究こそが、インターフェロンの夜明けを意味した。

長野教授はワクチニアウイルス、つまり種痘用ウイルスで動物実験を試みたのである。すなわち、紫外線照射で不活化したワクチニアウイルスを、ウサギの皮内に接種した。そしてその次の日、彼は不活化しないワクチニアウイルスを、同じウサギに接種してみた。ところが、そこに発病が見られなかったのである。

不活化ウイルスと活性ウイルスとの間に干渉が起きたのであった。

長野博士は、この現象にさらに一歩踏みこんだ。

まず、彼の不活化の方法を紹介しなければなるまい。

第一段階は、ウサギに活性ワクチニアウイルスを接種して、その皮膚に感染を起こさせる。数日後に、水ぶくれのできた皮膚組織を採取して、それを乳化し、紫外線を照射したのである。

彼は、遠心分離機を利用して、乳化液を上澄み液と沈殿物とに分けてみた。不活化する前にこのように分離して得た沈殿物に紫外線を照射し、これをウサギに接種しておいて、さらに翌日活性ウイルスを接種してみると、ちゃんと水ぶくれができる。つまり、感染症を起こした皮膚組織の乳化物の遠心沈殿物には、発病阻止作用がない、ということだ。

一方、遠心分離機にかけた上澄み液の方はどうかというと、これに紫外線をかけても、発病阻止作用はなくならない。この面白い作用について、上澄み液と沈殿物とは、全然違ったものだ、ということが明らかになった。

当時の長野教授の研究風景について、小林茂保氏は、その著『インターフェロン』（講談社）の中に、次のように書いている。

『ウサギの毛を刈り取り、露出させた皮膚にウイルスを感染させる。感染後五〜六日たつと、その個所にウイルスが増殖したことを示す赤い斑点（発痘）ができてくる。この斑点の直径を計って、ウイルスの増殖度を判定する。斑点が大きいほどウイルスは増殖したことになる。ウイルスを感染させる個所にウイルス抑制因子を処理しておくと、その抗ウイルス活性の強さに依存して斑点の大きさが変化する。その当時の長野研究室では、このような方法を用いてウイルス抑制因子の活性単位（力価）を測定していたのであった』

ウイルス性疾患が現われるとか、現われないとか、結論だけを聞いて、それを納得するのはたやすい。しかし、現実に実験でそれを突きとめるとなると、この引用文のような手数のかかることになるのである。

かくして長野教授は、科学史上の重大な発見をした。インターフェロンにノーベル賞が与えられるとすれば、都臨床医学総合研究所プロジェクトチームのリーダーではなく、彼が対象になるだろうと「週刊ポスト」は書いているが、もっともであろう。

「ウイルス抑制因子」と命名

この実験の結果から長野教授は、この上澄み液に、感染阻止作用を持つ何かが含まれていることを発見し、「ウイルス抑制因子」という名前をつけた。

長野教授は、この因子こそが、ワクチニアウイルスの感染を阻止する物質であるとは考えていたが、実験動物がウサギであり、ウサギが抗原抗体反応のシステムを持つ動物であることから、ウイルス抑制因子が抗体と全く別個のものだとは断定しなかった。そしてその後の研究を、両者の関係の解明に向けたのであった。

それは、最初に接種した不活化ウイルスが抗原となって抗体を作り、その抗体が次に接種した活性ウイルスの感染を阻止したのか、それとも、不活化ウイルスが抗原となって抗体を作らないことなのか、という問題に決着をつけることを意味した。

このウイルス抑制因子が免疫監視機構と全く別個のものであることが確定されるまでには、四年という長い時間が必要であった。

すなわち、それがはっきりしたのは一九五八年のことである。

アイザックスとリンデンマンの研究

これは長野教授の場合であるが、アイザックス、リンデンマンの両氏は、その問題では彼に一歩を先んじた。彼らは、免疫監視機構を持たない発育鶏卵を実験台として、長野教授が取り組んでいた問題を、一年前に解いてしまったのだ。

彼らの方法はこうである。

まず、インフルエンザウイルスを五十六度の温度で一時間加熱する。こうして不活化したウイルスを発育鶏卵に接種する。これには抗原抗体反応はないから、免疫反応の起こる心配は全くない。

この発育鶏卵を新鮮な培養液に移し、三十七度の温度を六～二十四時間持続して、これを培養する。それからその培養液を分離して、ここに別の発育鶏卵を加え、これを三十七度の温度で十八～二十四時間培養する。

そして、この発育鶏卵にインフルエンザウイルスを接種した結果、ウイルスの増殖が阻止された。長野教授のウイルス阻止因子は、抗原抗体反応によらずに現われたのである。

この現象について、アイザックスとリンデンマンとは、次のような説明を試みた。

不活化ウイルスを発育鶏卵に接種すると、ウイルスの増殖を阻止する因子が、そこから出てくる。この因子が発育鶏卵に「抗ウイルス性」を与える。そのために、ウイルスが増殖できなくなるのだ、という。

彼らは、この因子こそがウイルスの干渉を起こすものであるとし、これに「インターフェロン」(干渉因子)の名を与えたのであった。この言葉は響きがよいこともあって、たちまち広く使われるようになった。

これについては、インターフェロンの命名者である両氏の精力的な研究がものを言っている、と言わざるを得ない。

彼らは、インターフェロンが、酸性でもアルカリ性でも安定であり、硫酸アンモニウムを加えると沈殿し、タンパク分解酵素トリプシンで失活(不活性化)するが、RNA分解

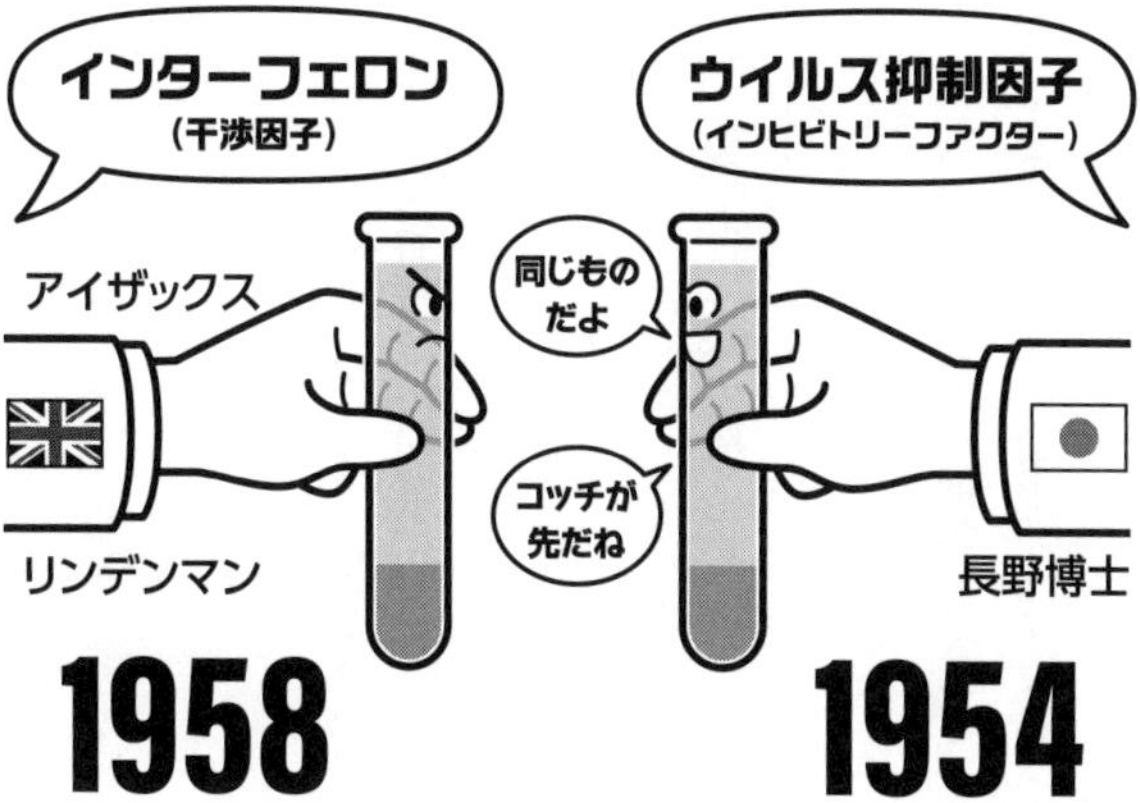
インターフェロン
(干渉因子)
アイザックス
リンデンマン
1958
同じものだよ
コッチが先だね
ウイルス抑制因子
(インヒビトリーファクター)
長野博士
1954

酵素やDNA分解酵素では失活せず、重力の十万倍の力を遠心分離機でかけても沈殿しないなど、インターフェロンの基本的性質の多くを突きとめてしまったのであった。

「IF」ガンに効くならば……

イギリス人には、日本を科学の後進国と見る傾向があるのかどうか、私は知らないが、アイザックスやリンデンマンは、長野教授の研究を全く黙殺する態度に出た。「ウイルス抑制因子」という言葉が作られていることを無視して、「インターフェロン」という名前にしたわけだ。ウイルス抑制因子とインターフェロンとは、同一の物質に対する名称であったにもかかわらず、である。

都プロジェクトチームのリーダー小林茂保博士が、その著『インターフェロン』（講談社）の中で、また、雑誌『科学』（一九七五年十一月号）の中で記しているように、長野教授は「きわめて厳格かつ潔癖」であった。

ウイルス間の相互作用としての干渉現象は多種多様である。そのすべてを「インターフェロン」で説明することができるなら、これを干渉因子（インターフェロン）と名付けることは許されるだろう。しかし事実は、そうでない。つまり、インターフェロンによらない干渉がいくつも知られているのである。

そういうわけで、長野一派はインターフェロンという名称を使うことを潔しとせず、今でも「ウイルス抑制因子」という言葉を使っている。

もっとも、抑制因子の英語 Inhibitory《インヒビトリー》 Factor《ファクター》も、Interferon《インターフェロン》も、略せばＩＦとなる。そこで、どっちつかずのＩＦを使用する学者が少なくない。ＩＦといえば、ウイルス抑制因子を指し、また、インターフェロンを指すことになる。

ＩＦを、「もし」を意味する英語だとして、「もしこれがガンに効くならば……」といった夢を、干渉因子に、抑制因子に託するとしたら、これは一つのユーモアとして面白い。

なお、長野教授が使ったワクチニアウイルスとは、天然痘ワクチンとして使われるウイルスの呼び名である。

化学物質として見た場合

ところで、インターフェロンを化学物質として見た場合はどうだろう？

インターフェロンといえば、生物体の作るものだ。それが「化学物質」だとは何ごとか、というような感じを受ける読者がいるかもしれない。そういう向きに対して、私はここに分子生物学の立場を示すことの必要を思う。

分子生物学の成立は一九五八年のことであるが、この学問の立場では、人間を含めて、おしなべて生物という存在は、無生物同様に分子の集合体であって、それ以外のものではないことを認め合う。その分子は、水、乳酸、糖質、脂質、タンパク質など、さまざまな化合物の形をとっている。言うまでもなく、化合物とは原子の集合体だ。

むろん、これらの分子を寄せ集めたものが「生物」だ、などという話にはならない。生物体の中では、例えば、糖質が乳酸になり、乳酸が水になり、といったような化学反応が絶えず起きている。「代謝」とは、このような生体内の化学反応を指す言葉だ。

正常な代謝は、すべて目的を達成する方向に起きる。合目的的なものだ。そして、その合目的性を保証する分子がある。これがDNAと略称される「デオキシリボ核酸」だ。DNAの指令によって、代謝は一糸乱れることなく、生命の維持や種族の保存という生物の至上命令が実現するのである。

ここまでの説明で明らかな通り、生物という名の分子の集合体の特徴は、DNA分子を持つことである。そして、生体を構成する分子は、DNAの指令によって代謝を遂行するのである。生物と無生物との区別は、これではっきりするだろう。試験管の中に何かの化合物がDNAといっしょにあっても、それを生物と言うことはできないのである。

以上でおわかりの通り、分子生物学では、生体を化学物質の集合体と見る。化学物質とは化合物の別名に過ぎないからだ。むろん、ここで問題にするインターフェロンが化学物質であることは、言うまでもない。

活性部分はタンパク質

アイザックス及びリンデンマンが突きとめた、インターフェロンの物理的、化学的性質の中に、これが、タンパク分解酵素によって失活する、という特性がある。

これは、タンパク分解酵素によって分解するからのことなので、インターフェロンの活性部分がタンパク質であることを証明したことになる。

インターフェロンの活性部分がタンパク質であるということは、それが純粋なタンパク質であるかもしれず、糖質、脂質などの非タンパク部分を抱えこんだ複合タンパクであるかもしれぬ、ということにほかならない。

「カネはいくらでも出すからインターフェロンが欲しい」といった大臣がいることは、すでに述べたところだが、インターフェロンはカネを出さなくても手に入る。我々の体細胞にはこれを作る能力があるからだ。

要は、むしろタンパク質の補給にある。

元々ウイルスの遺伝子には、インターフェロンの設計図が組みこまれている。だが、インターフェロンの設計図はインターフェロンではない。そこで、インターフェロンが欲しいなら、その材料であるタンパク質の供給が必要になるのは当然のことだ。

Le型とF型の違い

そこで、人間の白血球で作られるインターフェロンを調べてみると、それに二種あることがわかる。

二種といっても、一方は多く、一方は少ない。多い方をLe型とし、少ない方をF型とする。

Le型は純粋なタンパク質だろう、と考えられている。F型は糖質と結合したタンパク質、すなわち糖タンパクである。両者は生化学的特性が違っている。

Le型インターフェロンの分子量は千五百であって、還元的な条件で界面活性剤を加えると失活し、どんなことをしても活性を取り戻さない。ところがF型インターフェロンは、このとき活性を取り戻すのである。

ところで、Le型インターフェロンがまた、二種のタンパク質に分離できることがわかった。その二つは、分子量がほぼ等しい。そこで、少なくとも人間の白血球の作るインターフェロンには、三種のものがある、と考えなければならなくなった。

インターフェロンが、タンパク質であろうとなかろうと、またそれが、二種あろうと三種あろうと、大問題ではない、と考える人もあるだろう。素人の受け取り方としては、それも奇異ではない。しかし、B型肝炎、インフルエンザ、ヘルペスなどのウイルス性疾患が、インターフェロンで予防なり治療なりができるとなると、これがタンパク質あるいは糖タンパクであることは、これらの病気を恐れる人にとっては耳よりな話になる。ということは、タンパク質の積極的な摂取、つまり高タンパク食が、ウイルスに対抗する手段になる、と考えることができるからだ。

これは健康管理上の重要な問題なので、あとで詳しく論じることにする。

風邪をひいたとき、特別な薬を飲まなくても、高タンパク食に食事を切りかえるだけで、早く治った例を、私は知っている。そして、これこそは、インターフェロンについて学んだことからの知恵というものだろう。

医学者でも臨床医でもない一般市民が、インターフェロンのようなものについて何かの形で学習する場合、例えばこのような本を読む場合、そこから大なり小なりの教訓が欲しいわけだが、それは実践と結びついて初めて実るのである。

インターフェロンの分子構造は?

いずれにせよ我々は、インターフェロンは、タンパク質のものと糖タンパクのものとがあることを知った。

しかし、今日の生化学のレベルからすれば、タンパク質とか糖タンパクとか言っただけでは、表現が不十分である。

というのは、タンパク質(糖タンパクのタンパク部分をも含めて)と呼ばれる化学物質は無数に存在するものであって、ただタンパク質と言われても、何ら特定のものを表わすことにはならないからである。

タンパク質と呼ばれる化学物質の特徴は、それがアミノ酸の鎖の形をとる高分子であることだ。特定のタンパク質は、その分子を構成するアミノ酸の種類と順序とに特異性を持っている。Le型インターフェロンに例をとれば、このタンパク質は、一番目のアミノ酸は何、二番目のアミノ酸は何という具合いに、きちんと構造が決まっている。その決まった構造ゆえに、このタンパク質がインターフェロンとしての機能を持つのである。

　アイザックスとバックラーとは、サルのインターフェロンが人間に効くことを発見した。この事実は我々に、サルのインターフェロンの分子構造と人間のインターフェロンの分子構造とが、同一であるか、またはごく小さな相異しかないことを告げている。

　そこで、全く同一の分子構造でなくとも、相異が小さければ、インターフェロンとしての効果は同じか、という問題が出てくるが、これについてのヒントがないではない。

　糖尿病患者には、インシュリンの注射を毎日欠かせない人がいる。このインシュリンは豚の膵臓《すいぞう》から取ったものだ。豚のインシュリンと人間のインシュリンと、分子構造は全く同一かというと、そうではない。アミノ酸一個だけ、違うのである。それでもなお、豚のインシュリンは人間の糖尿病を救うのだ。

　我々の血液の中の赤血球は円板状をしている。この満月の形が、月食のときのような形になったものがある。これを鎌型赤血球という。鎌型赤血球のヘモグロビン（血色素）と正常赤血球のそれとの分子構造を比べてみると、アミノ酸が一個違うだけである。たったそれだけの違いのために、赤血球の形が変形し、酸素運搬能力も段違いに低いのだ。

この二つの具体例を総合すると、サルのインターフェロンと人間のインターフェロンとは、分子構造が全く同じか、それとも一個違うか、のどちらかで、それ以上の相異はなかろう、と考えたくなる。

III

ウイルスあってのインターフェロン

——悪名高き「ウイルス」の正体とその行動

ウイルスとは何か?

ウイルスという言葉は、もう我々の日常語になっている。いずれにせよ、インターフェロンを扱うとすれば、まずウイルスについて知らなければならない。ウイルスあってのインターフェロンであり、ウイルスがなければインターフェロンなどというものは存在しないからである。

ウイルスの歴史は、オランダの植物学者ベイエリンクに始まる。

彼は、モザイク病におかされたタバコの葉のジュースを作った。これを健全なタバコの葉にすりこむと、そこにモザイク病が起きた。それまでに知られていた病原菌、すなわち細菌は、素焼きの濾過器《ろか》を通りぬけることができないのに、タバコモザイク病の病原体は、それをあっさり通過する。これは「濾過性病原体」であったのだ。

ベイエリンクの発見は、すべての伝染病は細菌によって起こる、という当時の常識をひっくり返す画期的なものであった。この濾過性病原体は、細菌と違って、光学顕微鏡下に全く姿を現わさない。しかし、これが病気を起こすことは確かなので、彼はこれに、ウイルスという名称を与えた。ウイルスは、ラテン語で「毒」を意味する。

それは一八九八年のことであるが、この六年前に、ロシアの細菌学者イワノフスキーが、ベイエリンクと同じ実験をしている。しかしイワノフスキーは、濾過器の欠点か、それでなければ細菌の毒素のしわざと思って、大魚をとり逃がしたのであった。

ウイルスは何かという問題には、ウイルスは生物なのか、それとも無生物なのか、の問題が含まれる。

生物を寿命が来て死ぬもの、つまりいずれは「自然死」に追いこまれるものとするなら、自然死のないウイルスは、生物ではないことになるだろう。武谷三男氏などは、この根拠によって、ウイルスは生物でないと主張する。その詳しい論理は『現代生物学と弁証法』(勁草書房)に展開されている。

すでに述べた「私の分子生物学」からすれば、ウイルスは生物でなくてはならない。というのは、ウイルスという名の化学物質の集合体は、DNA分子を含み、かつその指令のもとに統制の取れた代謝を営むことができるからである。

前からの行きがかり上、ここにDNAを出したが、実を言うと、ウイルスにはDNAを持たないものがある。しかしその場合、DNAの代わりにRNA分子がある。このRNA分子が遺伝情報の担い手となって号令をくだしている。だから、実質的には、DNAがあるのと同じことになってしまう。

DNAウイルスとRNAウイルス

DNAとRNAとは、二種の「核酸」に対する呼び名である。

DNAのDは「デオキシリボース」、RNAのRは「リボース」である。

デオキシリボースは、リボースから酸素を取り除いた形の化学物質であるが、リボースもデオキシリボースも、「糖」である点で相異がない。結局、DNA分子もRNA分子も、糖とリン酸とが交互に並ぶ長い鎖の側枝に塩基がついたものだ。DNAとRNAとでは、塩基の種類が多少違ってはいるが、糖、リン酸一組に一つずつ塩基がついている点でも、また相異がない。

図1に見る通り、DNA分子は「二本鎖」が原則であるのに対し、RNA分子の方は、「二本鎖」もあり「一本鎖」もある。

ウイルスは別として、我々一般生物では、遺伝情報はDNA分子に納まっている。我々人間の場合、それぞれの細胞の持つDNA分子の長さは九十センチに及んでいる。この長さが一メートルに近いほど長い。

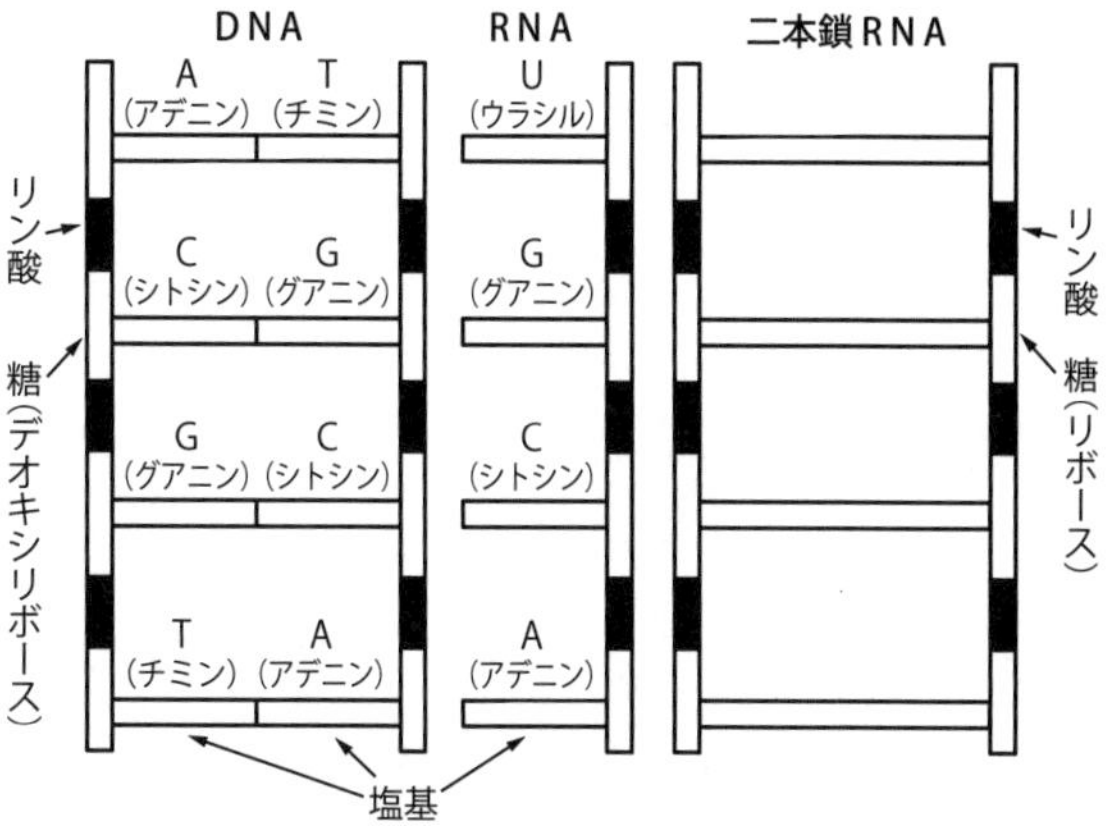

図1　核酸のいろいろ

ということは、我々が、親からいかに多くのことを教わっているかを意味する以外の何物でもない。

ウイルスの仲間にも、遺伝情報の担い手としてDNA分子を持っているものがある。これを「DNAウイルス」という。

これに対して、RNAを遺伝子とするウイルスもある。これを「RNAウイルス」という。

遺伝情報はどっちみち暗号であって、その暗号文字は、DNAウイルスならATCGの四字で組み立てられているし、RNAウイルスならAUCGの四字で組み立てられる。DNAウイルスとRNAウイルスとでは、遺伝情報の暗号文字が一個だけ違っている。ただ、それだけのこと、と言ってしまってもよい。

我々人間の場合、遺伝情報の担い手はＤＮＡである。その遺伝情報を使うときには、この縄梯子のようなＤＮＡ分子が縦に割れる。ファスナーが外れるようにである。これを「ＤＮＡの開裂」という。

ＤＮＡが開裂すると、それが鋳型のようになって、ＲＮＡ分子が組み立てられる。ＲＮＡは遺伝情報のコピーを取ったことになる。

このコピーはリボゾームという名の細胞小器官に動いてゆく。

リボゾームは暗号解読装置である。そして、遺伝情報の内容は、合成すべきアミノ酸の順序を表わす部分と、それを合成すべきか否かを決める働きの部分と二つある、としておこう。前者を「構造遺伝子」、後者を「調節遺伝子」という。構造遺伝子と調節遺伝子とが、一つの長いＤＮＡ分子の上に並んでいる形だ。

それはそれとして、ウイルスに限っては、前述したように、本来はＤＮＡのコピーであるべきＲＮＡが、遺伝情報の担い手になっているものがある。そのことは興味ある事実であるが、ここでは触れないことにしよう。

ウイルスの風呂敷

ウイルスという名の問題の生物に、ＤＮＡウイルス、ＲＮＡウイルスの二種あることはすでに述べたところである。そこで、ＤＮＡウイルスの構造はどうかというと、ＤＮＡ分子が衣を着た形になっている。そして、その衣は、タンパク質あるいはリポタンパクである。リポタンパクとは、脂質と結合したタンパク質のことだ。

細菌は下等植物であって、最も簡単な構造の生物だが、これでも、細胞壁があり、その内側に細胞膜があって、内部のミトコンドリア、リボゾーム、ミクロゾームなどの細胞小器官を守った形になっている。つまりそこには、生活に必要なすべての道具立てが揃っているということだ。

これに反してウイルスとなると、ＤＮＡまたはＲＮＡの長い鎖が折りたたまれて、そこに風呂敷をかぶせたように、タンパク質またはリポタンパクの衣がある、というだけのものでしかない。そこには、生活のための道具立ては何もない、と言ってよい。遺伝情報を風呂敷に包んだような単純なものだ。ウイルスは生物でない、と言われても仕方がないような、いわば半端物なのである。

この、タンパク質またはリポタンパクの風呂敷は、どんなものでもよいかというと、そうではない。その風呂敷の分子構造を指令する暗号文は、ちゃんと遺伝情報として、DNA分子なりRNA分子なりに刻みこんである。ということは、ウイルスの衣は、ウイルスの種類ごとに特有な化学物質になっている、ということだ。

普通に風呂敷と呼ばれるものは、ルーズな装置だから、同じ風呂敷で、本も包めればパンも包める。ウイルスの風呂敷は、そんなものではない。DNAなりRNAなりの分子と、いたるところできちんと結合している。

風呂敷の内側にホックがあり、これに対応するホックが、内容物にあるようなものだ。

タンパク質95%、核酸5%

ところで、この風呂敷の材料のタンパク質をさぐりあてたのは、アメリカのウェンデル・スタンレーである。

彼はタバコモザイクウイルスの正体がタンパク質ではないかと直感した。それで、病気の葉を一トンも集め、これをすりつぶしてジュースを作った。そして、それを精製してスプーン一杯の針状結晶を得た。そして、その大部分がタンパク質であることを突きとめた

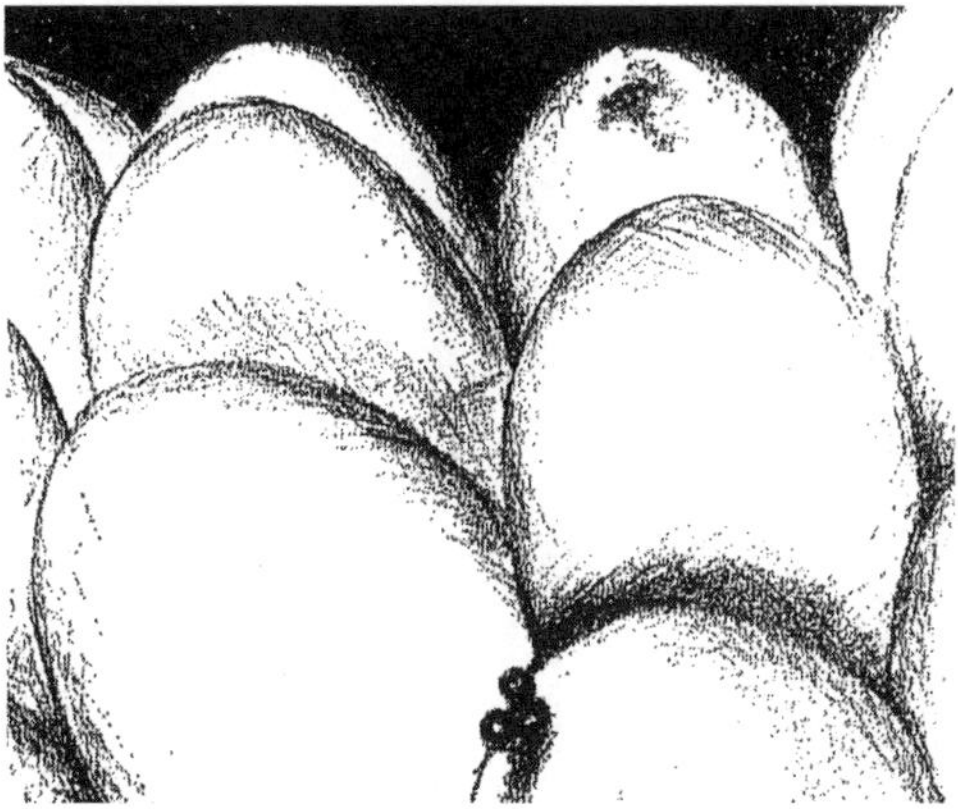

図2　タバコモザイクウイルスの模型

のであった。その間の事情は、彼の著書『ウイルス』（岩波書店）に詳しく書いてあるが、これは一九三五年のことであった。

スタンレーは、このとき手に入れたタバコモザイクウイルスを一瓶持っている。それは、いまでも活性を失わず、タバコの葉にモザイク病を起こすことができる。

彼がウイルスを結晶として取りだしたとき、反論はすごかった。生物が結晶である、ということは、当時は理解が困難だったのだ。しかしやがて、いろいろなウイルスが結晶の形で見つかるようになると、これは当たり前のこと、と受け取られるようになった。

ウイルスがただのタンパク質ではないこ

とを発見したのは、イギリスの生化学者ボーデンおよびパイリーである。

二人は、ウイルスの九十五パーセントがタンパク質であり、残り五パーセントが核酸であることを発見した。

核酸とは、細胞の核に存在する酸ということで、デオキシリボ核酸（DNA）、リボ核酸（RNA）にほかならない。ウイルスはもちろん、細菌も核を持っていないが、両方とも核酸だけは持っていることになった。

面白いウイルスの結晶態

ところで、ウイルスの結晶としての形態は面白い。

図2はタバコモザイクウイルスの模型であって、一個のウイルスの表面積の八百分の一を示すものである。この図は、前記『ウイルス』から拝借したものである。

まず、図に見る卵型のものはタンパク質分子である。一個のウイルスには、このようなタンパク質分子が約二千二百個ある。それが、図のようにきちんと整列している。中央から少しさがった所に見える三個の粒子の塊《かたまり》は、水分子を比較のために記したものだ。タンパク質分子の重さは、水分子の重さの約九百五十倍になる。

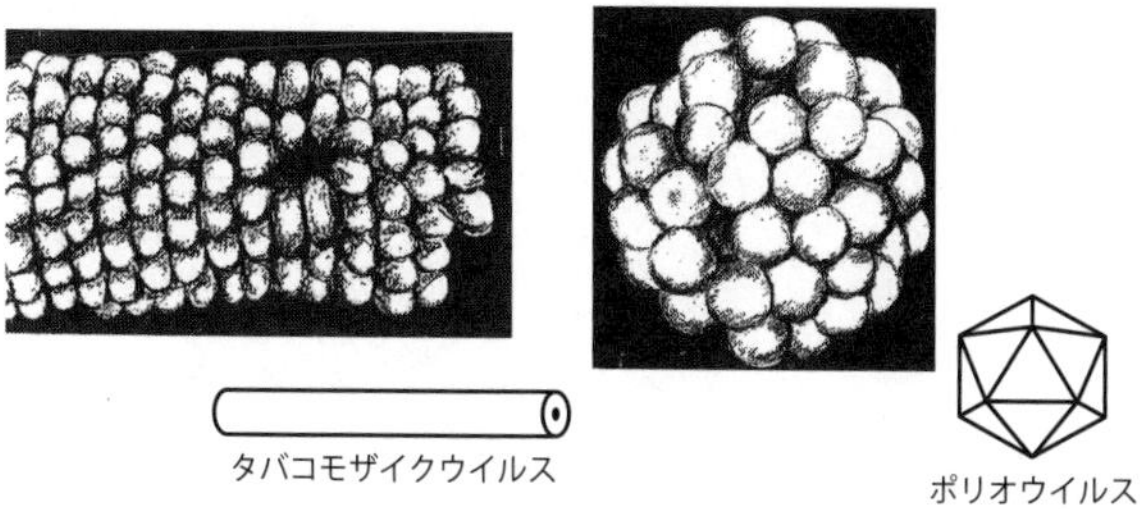

図3　ウイルスの結晶形のいろいろ

このタンパク質分子は、ウイルスの中心にある核酸分子の軸のまわりに、らせん階段を思わせるように並んでいる。そしてタバコモザイクウイルスの場合、そのらせんは百三十巻きになっている。

タバコモザイクウイルスの衣を作るタンパク質分子のアミノ酸は百五十八個あるが、一九六〇年には、その順序が明らかになった。そして現在は、このウイルスの中心軸となっている核酸分子の構造が解明されつつある。そこにある塩基対の数、すなわち縄梯子の段の数は約六千五百である。

図3に見る通り、タバコモザイクウイルスの結晶は棒状であり、ポリオウイルスは正二十面体である。

ウイルスの攻撃目標

ウイルスは、我々の日常生活にぴったり寄り添っている。

その中には無害なものもあれば有害なものもある。有害なものは、我々の側に油断があれば、直ちに攻撃を開始する。普通の風邪も、おたふく風邪（流行性耳下腺炎）も、インフルエンザも、帯状疱疹《たいじょうほうしん》も、はしかも、すべてはウイルスである。

では、ウイルスはいかにして、その攻撃の成果をあげるのであろうか。

ウイルスの攻撃の的になるのは、常に細胞である。細胞が我々生物の生活単位であることから考えると、ウイルスはまさに、我々の生活をおびやかす「生命の敵」である。

この生命の敵は、タンパク質もしくはリポタンパクの衣を着ているが、それは、ウイルスにとってはよろいのような防御装置である。そんなものをまとっていては、武力行使は不可能だ。そこでウイルスは、相手の細胞膜にとりつくと、その衣を脱ぎ捨てる。そうしてから、核酸は裸になって、細胞に飛びこむのだ。

まず、ウイルスは、そこに細胞があれば、えり好みせずにそこに突入してゆくのか、それとも相手を選択するのか、どちらだろうか、という問題が出てくる。生物学の常識からすれば、相手を選ばず、などということは考えられないが、事実もまたその通りである。

まず、ウイルスはタンパク質もしくはリポタンパクの衣を着ている。このアミノ酸構造は、ウイルスの種類によって、それぞれに特有なものとなっている。問題を解く鍵は、ここにあるのだ。むろん、問題を解くためのもう一つの鍵は、相手の細胞の側にある。

我々動物の場合、その細胞の表面には膜がある。これは細胞膜であるに違いないが、一般的にいえば生体膜である。

生体膜の外見は、地球儀の外見によく似ている。地球儀には、青い海の部分と、茶褐色の陸の部分とがあるが、生体膜もこんな具合いである。海の部分はリポイド、陸の部分はタンパク質である。リポイドの海にタンパク質の陸地が散らばっている、と形容することもできるだろう。

ただし、リポイドとは類脂質、つまり脂肪の仲間のことで、生体膜のリポイドは、コレステロール、リン脂質（レシチン）、糖脂質の三種である。どんな動物の生体膜のリポイドも、この三者から構成されていないものはない。

特定のウイルスが特定の細胞を狙うことは、前章ですでに述べた通りである。

そこにはホスキンズの実験が紹介されているが、黄熱病ウイルスに、神経に親和性を持つものと、内臓に親和性を持つものと、二種のウイルスが出てきている。また、マグラッシの実験では、脳に親和性を持つヘルペスウイルスと、脳に親和性を持たないヘルペスウイルスとが出てきている。

要するに、ウイルスは、それと親和性のある細胞にとりつく、ということだ。

ウイルス感染の条件は

ウイルスと標的細胞との間の親和性は、両者の表面にある物質の間の関係として理解されなければならない。

それは、ウイルスの側からすれば、タンパク質またはリポタンパクの衣を意味し、細胞の側からすれば生体膜のタンパク質の部分を意味する。リポイドの部分を意味するとは考えないのである。なぜかといえば、リポイドの名で総括されるコレステロール、リン脂質、糖脂質には、個性がないからである。

生体を構成する化学物質の中で、何よりも個性的なものはタンパク質である。むろん、糖タンパクもリポタンパクも含めてのことだ。タンパク質がなぜ個性的かといえば、それが数百、数千のアミノ酸を組みこむことができ、しかもその配列順序に無限ともいうべき変化がつけられるからである。

生体のタンパク質を構成するアミノ酸は二十種あるが、そのそれぞれは、ほかの化学物質と結合しやすい性質を持っている。しかも、その結合の化学上の様式が、アミノ酸によってそれぞれに違うのだ。

タンパク質分子は、アミノ酸をずらりとつないだ長い鎖であるが、ウイルスの衣も、生体膜も、球状タンパクといって、長い鎖が糸くずのように丸くなっている。

図2のタバコモザイクウイルスの衣に、卵型のものが見えるが、これがすなわち球状タンパクというものだ。

糸くずを丸めて、のっぺりした卵型ができるはずはないが、この図はマクロに表わした模型だから、これでよいのである。さらにまたマクロに見れば、この図のでこぼこはスムーズアウトされ、全体が細長い丸棒のようになってしまう。

ウイルスの衣のタンパク質と、細胞膜のタンパク質との結合が、ウイルス感染の条件となる。生体に侵入したウイルスは、自分が結合する相手を探しながら体内をめぐり、標的細胞にめぐりあえばそれと結合し、めぐりあえなければ活性を発揮することができずじまい、ということになる。

ウイルスの衣のタンパク質と、標的細胞の生体膜のタンパク質との結合は、例えてみれば次のようになるだろう。

まず、その生体膜のタンパク質には、顔があったとする。そこには、鼻と、耳とがある。一方、ウイルスの衣のタンパク質には、四本の指があったとする。その指の空間的配置が、生体膜の鼻と耳との位置にあって、四本の指がぴったり四つの孔にはまったとすれば、結合は完成する。

一般に、細胞膜の顔は、組織ごとに違う。鼻や耳の位置が、組織ごとに違うということだ。したがってウイルスの側からすれば、どの組織にでも結合する、というわけにいかなくなる。ウイルスの組織への「親和性」と呼ばれるものは、タンパク質表面の結合点の空間的配置から決まってくる。

我々は、痰《たん》というものが、案外しっかりした塊であることを知っている。むろん痰の塊が一個のタンパク質分子であるはずはないから、無数の分子が相互に強固に結合したもの、として考えなければならない。そして、この一事からだけでも、タンパク質分子間に結合力が存在することがわかるのである。

これこそが、ウイルス感染の分子状態でもあるのだ。

むろん、タンパク質の間の結合は、言うまでもなくアミノ酸とアミノ酸との結合であるが、ここではそこまで立ち入る必要はあるまい。

バクテリオファージ

ウイルス感染の具体的な例としてよく知られているのは、大腸菌にとりつくバクテリオファージの場合である。正式な名称は「T2ファージ」だが、ここでは単にバクテリオファージとしておく。

一九二三年のことである。フランスのデレルは、赤痢菌の培養実験をしていた。彼は、赤痢患者の腸の内容物を細菌濾過器にかけ、無菌の濾液を作ってみた。この濾液を別に培養した赤痢菌のシャーレに加えると、赤痢菌が溶解してしまうことを、彼は発見した。赤痢菌を含まない濾液に、赤痢菌を溶かす働きの何ものかがあったのである。

この溶けた赤痢菌を含む液を赤痢菌の培養に加えると、その赤痢菌がまたすっかり溶解してしまう。

デレルは、この新しい現象を見て、赤痢菌を溶解する働きのものに「バクテリオファージ」という名を与えた。これは「細菌を食うもの」という意味の言葉である。

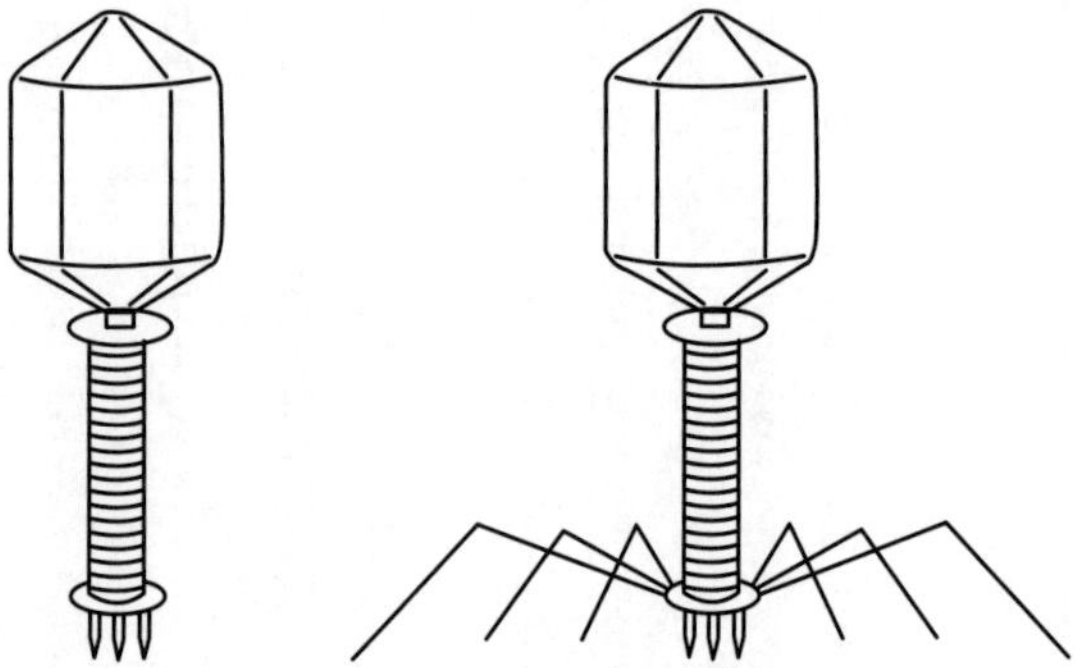

図4　T2ファージの模型

その後の研究で、バクテリオファージが、人間の腸管ばかりでなく、自然界に広く分布し、その種類が多いことが明らかになった。

バクテリオファージの正体が、細菌にとりつくウイルスとわかるまでには、十五年ほどの歳月が必要であった。ついに一九四〇年になって、電子顕微鏡下にバクテリオファージがとらえられ、その形がオタマジャクシに似ていることがわかった。

いろいろな実験上の便宜から、ウイルスの研究には、バクテリオファージ、特に大腸菌にとりつくバクテリオファージのうちのT2が好んで使われるようになった。そこでここでも、T2ファージについて語るのである。

まず、大腸菌に一個のバクテリオファージがとりついたとする。すると、約二十一分後に、およそ百個のバクテリオファージを放出して、その大腸菌は姿を消してしまう。

この不思議な現象を分析して、問題解決のヒントを与えたのは、ハーシー及びチェイスで、一九五三年のことであった。バクテリオファージの核酸ＤＮＡが、オタマジャクシの頭部にあり、それに注射針のような中空の尾部がつく、という形態、構造になっている。

バクテリオファージは、大腸菌に出会うと、あたかも着陸前のジェット機が脚を出すように、尾部から六本の脚を出して菌体に付着する。

次の段階でバクテリオファージは、核酸を菌体内に注入する。そのとき、頭部や尾部、すなわちタンパク質製の衣は外に置き去りにされる。ＤＮＡまたはＲＮＡは、抜け殻を捨てて目的の細胞に突入したわけだ。

バクテリオファージと同じ過程が、人間に寄生するウイルスにあると考えることはできない。何となれば、細菌はすべて植物であって、動物と違い、多糖体の細胞壁をかぶっているからである。だから、バクテリオファージの場合は、その衣のタンパク質と、細胞壁の多糖体との結合が、「親和性」の実体となる。

ウイルスに占領された細胞の末路

いずれにしても、ウイルス感染の場合、マクロファージの場合を含めて、衣は外に脱ぎ捨てられ、核酸のみが細胞内に侵入する。

そのとき、いかなる力によって、衣が取れ、核酸が細胞内に送りこまれるか、という問題が出てくるが、確かに言えることは、それが単なる物理的、化学的現象であって、超自然的な作用によるものではない、ということである。それが解明されたかどうかを問わずに、のことだ。

大腸菌の細胞であれ、我々の肝臓の細胞であれ、そこでは代謝が営まれている。そして、代謝という名の化学反応は、例外なしに酵素の媒介を要する。その酵素の合成工場は「リボゾーム」である。

ウイルスはリボゾームを持たないがゆえに、自前で酵素が作れない。そこで、ほかの細胞に侵入し、そのリボゾームを利用して、自己の「生命」の証《あかし》を立てようとする。

リボゾームは、元々は、これを抱えている「自己」細胞の遺伝情報のコピーであるRNAを受け取りその暗号を翻訳して、その通りにアミノ酸をつなぐ作業をする細胞小器官である。ウイルスの核酸がＲＮＡであればそのまま、ＤＮＡであればＲＮＡのコピーを取ったのち、リボゾームにたどりついて、「自己」のＲＮＡを排除して、ウイルスのＲＮＡが主人公となる。クーデターみたいなことだ。

「自己」ＲＮＡは、その細胞に特有な代謝を指令するが、ウイルスＲＮＡは、ウイルスに特有な代謝を指令する。ウイルスの代謝はきわめて単純である。核酸の複製と、衣の合成とがあれば、ほかにはインターフェロン合成があるだけだろう。

核酸の要素が、糖、リン酸、塩基の三種であることは、すでに述べたところである。そしてそれは、細胞内に十分に用意されている。それを組み立ててウイルスの核酸を作るのは一つの代謝であって、これには酵素がいる。その酵素が、リボゾームで合成されるわけだ。

衣のタンパク質の方は、酵素の媒介によらず、リボゾームで直接に作ることができる。もし、衣がリポタンパクであれば、それがリボゾームで直接作られるとは考えられない。その場合には、リポタンパクを合成する代謝に必要な酵素が、リボゾームで作られることになるだろう。

いずれにせよ、ウイルスに占領された細胞は、総力をあげて、ウイルスの核酸とウイルスの衣とを作り、その衣を着た核酸、すなわちウイルスの生産にはげむ。

そして、核酸と衣との材料が底をついたとき、その細胞は崩れ去る。白蟻に食われた土台みたいなもの、と言ってよかろう。

ここに扱った「ウイルスの行動」が頭にないと、インターフェロンを理解することは困難である。

シイタケ博士への手紙

森喜作氏といえば、「シイタケ博士」として知られた人であった。この人は、シイタケの今日の栽培法を開発したことによって、全国の業者の最大の恩人として尊敬を集めていた。

一九六五年に、アムステルダムで第六回国際キノコ会議が催されたときのことである。これに参加する予定の彼のもとに、一通の手紙が舞いこんだ。会議の半月前のことである。差出人は、「コクラン」という人で、彼には心覚えのない人であった。

その手紙の内容は、彼の著書『しいたけ健康法』(光文社)にあるので、それを紹介する。

『シイタケがインフルエンザによく効くということがわかった。予防にも治療にもひじょうによく効く。だから、シイタケのなかの、何かあるいい物質を抽出すれば、インフルエンザは防げる。このことについて、いまおもしろい結果がでそうだ。あなたはシイタケを人工栽培しているそうだが、少し送ってほしい』

この手紙をもらったとき、彼は、だまされたのではないかと思ったそうだ。しかし、いろいろ調べてみると、この手紙の差出人コクラン氏は、日本に来たことのある人だとわかった。そこで彼は、シイタケが食いたいのならお安いご用と、乾したものを五キロほど送ったという。

彼が、国際会議のためアムステルダムに滞在中、コクラン氏の電報を受け取った。その文面を見ると、帰途アメリカにまわって、ミシガン大学の自分の研究室に立ち寄ってくれ、と書いてあった。

そこで森氏は、コクラン教授に、その研究室で初めて顔を合わせることになる。このときの様子も、『しいたけ健康法』に書いてある。それをかいつまんで記すことにしよう。

コクラン教授は日本を訪れたとき、サルノコシカケがガンに効くという話を聞いた。そこで彼は、アメリカに帰ってからサルノコシカケの研究を始めた。

そのとき彼がぶつかった壁は、仮りにサルノコシカケがガンに効いたとしても、それの大量入手が不可能、という点であった。

そこで、サルノコシカケとは違うけれど、同じキノコの仲間のシイタケなら、人工栽培が日本で行われているから、これを研究してみよう、と彼は考えるようになった。そこで、森氏にシイタケが欲しいという手紙を出すことになったのである。

誘発因子インデューサー

いよいよ研究に手をつけるにあたって、コクランは次のように考えた。

インフルエンザ、水痘、ガンの三者は、ウイルス性疾患として同じ系列の病気である。インフルエンザに効くものなら、ガンにも効くのではないか。インフルエンザなら動物実験もたやすい。

こう考えたコクランは、インフルエンザの研究にとりかかることにした。それで日本からは、シイタケだけではなく、各種インフルエンザウイルスの株もとりよせた。

彼はラットにインフルエンザウイルスを経口投与してみた。すると、三日ほどで重態になり、約一週間で死ぬ。しかし、感染させる前に、シイタケの煎じたものを注射しておくと、結局は死ぬのであるが、二十日以上も生きている。

コクラン教授は、いろいろなシイタケについて動物実験をくり返し、結論として、ドンコ、つまり胞子がとびだしていない、傘の開いていないものの有効性が高いことを発見した。

そこで森氏は、シイタケそのものではなく、その胞子をコクラン教授に送った。

予想通り、これは以前のものより効き目がよかった。そして、インフルエンザに対するシイタケの有効成分は、シイタケそのものでも、胞子でもなく、胞子に寄生するウイルスだろうということになった。

森氏の研究によれば、そのウイルスに、マッシュルーム胞子に寄生するものとは違うシイタケ独特のもので、グミの実のような形のものである。

この総括のような意味で書かれた文を、『しいたけ健康法』から引用してみよう。

『コクラン教授も、ガンに取り組む学者の一人です。いままで多くの抗ガン剤が発見されましたが、現在の段階では、ある一つのガンには効くけれども、ほかのガンにはぜんぜん効果がないというのが実状です。コクラン教授が研究したシイタケでも、万能ではありませんから、すべてのガンに効くということではありません。しかし、ウイルス性のガンには、すべて効果があるということです。なぜ効くかということですが、簡単にいえば、風邪の項でお話ししたとおり、シイタケのあるウイルスがインターフェロン、つまり抗体をより多くつくらせる働きをするからです』

この文の内容を私が百パーセント支持するわけではない。ただ、ここに「インターフェロン」が、このような形で出ていることを示したかっただけのことである。

シイタケの胞子に寄生するウイルスに、インターフェロンの生合成を誘発する作用があることを、コクランは確かめたことになる。

そして、このような作用を持つものを、「インターフェロン・インデューサー」または「インターフェロン誘発因子」、「インターフェロン誘発物質」などと呼ぶのだ。

一本鎖型と二本鎖型

もともと、インターフェロンが作られるためには、その動物のしかるべき細胞に、しかるべき刺激が与えられなければならない。何の刺激もないのにインターフェロンが無闇《むやみ》に作られるなど、ということはないのである。

生体が合目的に運営されている場面はたくさんあるが、インターフェロンの生合成もその一つなのだ。

我々はすでに、ウイルスがインターフェロンを誘発することを知っている。そのウイルスが、活性を持っていようと、不活化されて活性を持っていないとにかかわらず、である。そのことから直ちに、ウイルスをインターフェロン誘発因子と認めたくなるが、そういう考え方はあまりに素朴すぎる。というのは、ウイルスは単一の化学物質でなく、さまざまな化学物質の複合体であるのだから、その中のどれがそうなのかという具合いに、的をしぼる必要があるからだ。

ウイルスという名の「生物」が、タンパク質またはリポタンパクの衣をまとった核酸であることを、我々はすでに知っている。そして、ウイルスが細胞を攻撃するとき、実働部隊は核酸であって、衣は細胞の外に脱ぎ捨てられることも、我々はすでに知っている。それならば、ウイルスのインターフェロン誘発因子が、核酸以外のものであるはずはないではないか。

そうはいっても、核酸には、DNAとRNAと二種のものがある。図1に見る通り、DNA分子は二本鎖と決まっているが、RNA分子には、二本鎖のものと一本鎖のものとがある。

この事情は、そのままウイルスの核酸にも反映している。

ワクチニアウイルス、ヘルペスウイルス、アデノウイルスなどのDNAウイルスの核酸は、どれも二重鎖のDNAである。そして、インフルエンザウイルス、日本脳炎ウイルスなどの核酸は一本鎖、RNAであり、普通の風邪に見られるレオウイルスの核酸は二本鎖RNAである。

インターフェロン誘発作用の強弱

そこで、どんなタイプの核酸も、すべてがインターフェロン誘発因子になり得るか、という問題が出てくる。

実験の結果によれば、動物にとりつくウイルスの主なもので現在知られているものは、すべてが多少ともインターフェロン誘発作用を持つことがわかった。

それにしても、インターフェロン誘発作用には強弱がある。これの非常に弱いウイルスでも、条件によっては結構大量のインターフェロンを誘発することがある。

このあたりになると、インターフェロンの問題が非常に複雑な要素を持っていることが想像できる。その実験を紹介するのはたやすいが、頭の混乱を避ける方が賢明だと思うので、それをさし控えることにする。

そこで、冒頭に掲げたシイタケのことだが、森氏もコクランも、インターフェロン誘発因子として、胞子に寄生するウイルスを指名手配している。

むろんそれは、そのウイルスの核酸であるわけだが、実を言うと、インターフェロン誘発因子は、核酸だけにかぎらない。その例は、食中毒の原因として恐れられているサルモネラ菌、百日咳菌、卵や肉などに寄生している原生動物トキソプラズマ、風邪をこじらせる原生動物マイコプラズマ、ツツガムシ病リケッチア、抗生剤カナマイシン、ツベルクリン、ブタクサの花粉、破傷風毒、ジフテリア毒、ポリアクリル酸などである。

インターフェロン誘発因子は、これ以外にもたくさん知られているが、それらを並べて眺めただけでも、インターフェロン誘発作用が一筋縄でいく性質のものでないことがわかる。

IV

ビタミンCと結びつく？

——メガビタミン主義の立場から大胆にアプローチ

風邪とビタミンC

前項で我々は、インターフェロン誘発作用が、いわば複雑怪奇な様相を持つことを知った。これに正面からアプローチすることは、全く学問的な課題であって、門外漢には取りつくしまもない。ことに、素人が実践面で何かを得ようとするとき、弱点からのアプローチが必要であり、かつ実りが大きい。

インターフェロン誘発因子の次に「風邪とビタミンC」というテーマを持ってきた理由は、ほかでもなく、そこにあったのである。

「風邪」と「ビタミンC」と、二つの言葉が並ぶのを見て、奇異に感じる人が少なくあるまい。両者の間に何の関係があるのだろう、との疑問を持つ人も少なくあるまい。

そういう人たちにまず、西ドイツ、ブラジルなどでは、ビタミンCのみが風邪薬とされている事実をあげておく。これは私のせまい見聞からにすぎず、調べてみたら、もっと多くの国で、風邪の予防や治療にビタミンCを使っていることがわかるに違いない。

風邪は万病のもと、とよく言われる。事実もまさにその通りである。そのせいもあって、風邪をなくす方法が発見されたらノーベル賞ものだ、などと言う人もいる。もし、このテーマの研究でノーベル賞が授与されるとしたら、ライナス・ポーリングは三つ目のノーベル賞をもらうことになってしまう。

「風邪」と「ビタミンC」との関係について強力な爆弾を投じたのはポーリングである。彼は一九七〇年、『さらば風邪薬』（講談社）によって、自分の見解を世に問う形をとった。

この本が出版されると、たちまち全米のベストセラーとなり、やがてロングセラーとなった。本家アメリカでは、すでに数百万人の一般市民が、風邪の予防のために大量のビタミンCをとっているという。一方わが国では、この翻訳が出版されても、さしたる反響もなく、ひっそりと消え去った。

我々日本人の権威主義は、官僚や医師に権威を与えがちだ。彼等がビタミンCを認めないかぎり、大多数はそれにならってビタミンCの風邪に対する効果を問題にしない。ただし、少なくとも私のまわりには、風邪の予防や治療にビタミンCを利用する仲間の輪がひろがりつつあることを強調しておきたい。

実はポーリングのお膝もとのアメリカでも、風邪とビタミンCとの関係には否定的な報告が、あとを絶たないのが実情である。

ポーリングに言わせれば、風邪薬は薬屋のドル箱だから、ビタミンCのような安い薬がのさばりだしたら迷惑千万だ、ビタミンC無効論は製薬資本の陰謀だ、と彼は書いている。この点、日本は無風地帯だから、製薬資本も安心していられる、というものだろう。

風邪に対する抵抗力

私は、『さらば風邪薬』を読む以前から、積極的にビタミンCを摂っていた。そして、これを読んでから増量したわけだが、風邪とビタミンCとの関係を、直ちにインターフェロンに結びつけた。この本に、インターフェロンの「イ」の字も書いていないにもかかわらず、である。

それは私の早とちりかもしれないが、私としては、インターフェロンを頭におかずに、ビタミンCを風邪の予防や治療に関係づけることはできなかったのだ。

だがしかし、インターフェロンをしばらく脇において、ビタミンCと風邪との関係についての臨床データを紹介することにしたい。資料は、『さらば風邪薬』から借用して、適当な順序で並べることにする。

まず最初に、

『風邪に対する抵抗力は、アスコルビン酸の摂取量がふえるに応じて増大し、風邪の初期の段階なら、一日四ないし十グラムをとれば、抵抗力はほぼ完璧に近くなる』

文中に「アスコルビン酸」とあるのは、ビタミンCの化学物質としての名前である。ビタミンCは有機酸の一種なのだ。

もう一つ、

『アスコルビン酸と上部呼吸器炎症に関するもう一つの報告が、一九六〇年にウィルソン、ロウ両氏によって発表されている。

両氏はアイルランドの女学校で、百三人の被験者に対して、二重盲検法を行った。冬期の数ヵ月間、五十七人がアスコルビン酸を一日二百ミリグラム、四十六人がプラセボ（にせ薬）をそれぞれ服用した。その結果、アスコルビン酸が感染性の風邪（咽喉痛、頭痛、発熱、全身不快）とカタル性感冒（頭痛、咳、鼻づまり、鼻汁）双方の被病率、期間、症状の重さを減少させることがわかった。

アスコルビン酸を服用した生徒の場合、カタル性風邪の症状期間が十四日から八日に短縮した。また、三ヵ月にわたって一日二百ミリグラムのアスコルビン酸を服用した生徒たちの白血球中におけるアスコルビン酸の濃度は、一億球あたり六十マイクログラム、プラセボ服用の生徒では、一億球あたり四十三マイクログラムであった。この血中濃度の増加が、感染に対する抵抗力増大の原因とみてよいだろう』

文中にある「二重盲検法」は薬剤の効果の判定に不可欠のものだ。

まず、被験者を二群に分け、第一群には検査対象となる物質を与え、第二群には、これを外見上区別のつかないプラセボを与える。この結果を判定する調査者は、誰が本物をつかみ、誰がニセモノをつかんだかを知らされない。

こうして、二群の間に有意の差が出たら、この物質には効果がある、との判定がくだされるわけだ。

このアイルランドの実験で、ビタミンCの一日量は二百ミリグラムに過ぎない。それにもかかわらず、有意の差が出たのである。一日四グラムから十グラムの摂取によって、抵抗力がほぼ完璧になるというのなら、二百ミリグラムはあまりにも少量である。それは、所要量の二〜五パーセントにしかなっていない。したがって、二重盲検法という形式はよくても、この実験は甚だ心もとないものといえるだろう。それというのも、ビタミンCは微量で足りる、という先入観が広く行きわたっていることが、災いしているのだ。

ストーン博士の研究

この報告に続いて、『さらば風邪薬』には、もう少し大量のビタミンCを使った実験が紹介されている。

『スイスのリッツェル博士がこれを研究し、前述の実験研究の五倍量を使った二重盲検法の結果を、一九六一年に報告している。これは二百七十九人のスキーヤーを被験者にしたもので、その半数に一日千ミリグラムのアスコルビン酸、残り半数に同一量のプラセボを服用させた。

同博士の報告によると、プラセボグループに比べ、ビタミンCグループのほうが上部呼吸器感染の被病日数で六十六パーセント、被病率で六十五パーセントもそれぞれ減っている』

リッツェルは一グラムとしたが、これでも、四～十グラムという標準値からすれば、まだ少ない。それにもかかわらず、風邪をひく人の数は六十五パーセントも減るのである。

もう一つ。

『ストーン氏はその著書のなかで、ネズミの体内におけるアスコルビン酸合成率についての考察をつけ加えている。

ネズミはこの率を測定できる唯一の実験動物である。ネズミは、正常の状態で、体重一キログラムあたり、一日二十六ミリグラム（バーンズ、モスバッハ、シュレンベルクの論文）から五十八ミリグラム（サロモン、スタッブズの論文）の割合でアスコルビン酸を体内合成すると報告されている。もし、人間にも同じ割合のアスコルビン酸合成が正しく当てはまるという仮定の上にたてば、七十キログラムの体重の人は、ふつうの状態で一日一・八グラムないし四・一グラムを摂取しなければならない』

ここにストーンの名前が出てきたが、このアーウィン・ストーンは、『病気の治療因子ビタミンC』をあらわしているビタミンCについての権威者である。

右の引用文の理解のために、ストーンの著書から一文を借用することにしよう。

『ほとんどすべての哺乳動物は、肝臓で、血糖であるブドウ糖からビタミンCを生産している。ブドウ糖からビタミンCへの転換は段階的に行なわれ、各段階にはそれぞれちがう酵素が関与している。われわれの祖先となったサルにおきた突然変異では、ブドウ糖からビタミンCまでの道筋の最後の段階に関与する酵素Lグロノラクトン酸化酵素を生産する能力が破壊された。このため肝臓でLグロノラクトンをビタミンCに変えることができなくなった』

酵素の名前などはどうでもよい。とにかく人類はサルとともに、ビタミンCについて大きなハンディキャップを負うことになった。ビタミンCに関する最も重要な基礎知識はこれである。

ストーンはまた、次のように書いている。

『自分でビタミンCを合成できる哺乳動物は、自分がうけるストレスの度合に応じて、必要な量だけビタミンCを生産する』

ストレスがあれば、その度合に応じてビタミンCの消費が増える。そこで、ストレスに対するフィードバック機構が、人間やサル以外の動物にあることを、ストーンは指摘する。人間は、そのフィードバックを人為的に行わなければならないのである。風邪をひいたらビタミンCをよけいに摂取するというのも、一つの人為的フィードバックとみてよい。

ビタミンCのウイルス不活化作用

ストーンは自分自身の風邪対策を披露している。

『筆者は風邪の最初の症状があらわれると、ビタミンCを一・五〜二・〇グラム位、五十ミリリットルほどの水に溶かして飲む。水には甘味をつけても、つけなくてもよい。二十〜三十分以内にまた同量を飲み、それを二十分ないし三十分間隔でくり返す。ふつう、三回目までにウイルスが十分に不活化され、それ以上風邪の症状はあらわれない』

よく、野菜や果物を十分に摂っているからビタミンCに不足はない、などと自信たっぷりに話す人がいる。しかしそれは、人類の特殊事情を知らず、また、野菜や果物のビタミンC含有量を知らない人の言うことだ。ストーンが指示するビタミンCの一回服用量は、レモン換算三〜四キログラムになる。

ポーリングは、一日の必要カロリーを、野菜と果物だけで摂るとしたら、どの位のビタミンCが摂れるかを計算してみた。すると、それは二・三グラムと出た。体重七十キロの成人の場合である。

ストーンの著書には、ビタミンCが風邪に効く理由の説明がある。それは「ウイルス不活化作用」と一括され、インターフェロンには触れられていない。耳よりな話は、彼が二十年間も風邪をひいたことがないという点である。

私の家族も風邪をひかないかとたずねられると、ちょっと困る。というのは、鉛中毒というハンディキャップを負っているからだ。しかし、風邪をひくといっても、一年に一回ひくかひかないかの程度である。

B型肝炎とビタミンC

ビタミンCが、風邪に結びつけられ、こんどはB型肝炎に結びつけられる。風邪もB型肝炎もウイルス性疾患としての共通点を持っているからわかるとして、なぜビタミンCが再三かつぎだされるのか、と疑問に思う読者もおられるだろう。

現段階ではそれに対して、私の頭の中でビタミンCがインターフェロンに結びついているため、とこたえるほかない。その内容は、本書の中で次第に解きほぐされるはずである。

ビタミンCの発見は一九二八年のことであった。

それ以来、この物質は多くの学者に興味を持たれ、すでに一九三三年には、これと肝臓との関係についての報告が発表されている。

それは、モルモットがビタミンC欠乏におちいると、その肝臓が脂肪肝になる、という事実であった。モルモットは、人間やサルとは遠い動物だが、例外的にビタミンCの体内合成ができないのである。したがって、ビタミンCの動物実験をするときには、サルでなければモルモットが選ばれる。

そういうわけで、モルモットは壊血病にかかる動物なのだが、この病気のモルモットの肝臓は硬化している。これを防ぐためにビタミンCが有効であることが突きとめられた。

ストーンの『病気の治療因子ビタミンC』には、次のように書いてある。

『ウイルス性の肝臓疾患、すなわちウイルス性肝炎にビタミンCを用いることは、二重の意味で合理性をもつ。必要な大量投与を行なうと、ビタミンCは肝炎ウイルスを不活化し、同時に肝臓組織に作用して、退行変性を予防するからである』

ウイルス性肝炎とはB型肝炎のことである。また、肝臓の退行変性といえば、脂肪肝ないし肝硬変を指すのが普通である。

ストーンの書物には、肝炎の処置についての具体例がいくつも記されている。それを借用する。

『一九五四年、パウエルとシュタウブは、ビタミンCを一日十グラム用いて、ウイルス性肝炎を治療し、好結果を得た。ビタミンCは症状の消失を促し、病気の継続時間を短縮した』

『ドイツのキルヒマイアーは、六十三人の肝炎の子どもにビタミンCを一日十グラムずつ五日間投与した。すると二〜三日で、明らかな症状の改善、体重の増加、食欲の増進が見られ、黄疸《おうだん》は急速になくなり、入院期間が半減した。肝臓のはれが消えるのにはふつう三十日かかるが、ビタミンCを投与すると、九日しかかからなかったという』

『一九六〇年に、カレジャとブルックスは、他の治療が効果を示さない肝炎の患者に、ビタミンCを一日五グラムずつ二十四日間投与し、治療に成功している』

これらの報告も、例の二重盲検法によらなければ信用できないと言われる性質のものだ。しかし、過去数十年にわたってこの種の成果が上がっているとすれば、ここには説得力が認められるだろう。

福岡鳥飼病院の臨床例から

ストーンのあげた例はすべて外国のものであるが、わが国にも臨床例はなかなか多い。

ただそれが、医学界の主流を遠くはなれているというだけの話だ。外国でも、多分そうなのであろう。

わが国における具体例の報告は、雑誌『医学ジャーナル』一九七六年四月号所載の、佐賀大学村田晃助教授の論文からとる。そこには、福岡鳥飼病院の森重福美外科部長の提供した資料が紹介されている。

『福岡鳥飼病院において血清肝炎予防のために大量のビタミンCが使用されるに至った経過について述べる。

森重は一九五五年から一九六七年まで大刀洗病院（福岡市近郊）外科に勤務したが、この間、主として創傷回復によいという意味で術後の患者に一日あたり一〜二グラムのビタミンCを投与した。

患者は胸部外科の手術を受けた長期入院患者であったので追跡調査は容易であったが、約千四百名の輸血患者のうち黄疸発症者は六例（黄疸発生率は約〇・四三パーセント）であった。九州大学血清肝炎研究班調査による九州大学付属病院の黄疸発生率は、例えば、一九六二年度で七・一パーセント、献預血の割合が高まった一九六五年で三・五パーセント、また、福岡県医師会調査の発生率も九大病院と同じ位と報告されているので、大刀洗病院の黄疸発生率は低かったといえる。

一九六七年八月に福岡鳥飼病院が設立され、森重は同病院外科部長として移った。同外科では設立当初から、大刀洗病院での経験を生かして、血清肝炎の発生を防ぐために、輸血した症例には原則としてビタミンCを投与することにした。

投与方法は、糖輸液にビタミンC注射液を混和して点滴する方法が原則とされた。ビタミンCの投与量および期間は、当初は試験をかねていたので一定しなかったが、次第に一日二グラム、輸血後二週間投与が標準となった。しかし、原則が守られなかった例もかなり存在した。

表2（省略）に、福岡鳥飼病院の設立当初から一九七三年度までの七年間の年度別輸血後肝炎（無黄疸発症を含む）発生率を示しているが、一九七二年度の二・五六パーセント以外は一パーセント以下（〇パーセントを含む）である。当施設では、ほとんどすべての輸血者にビタミンCが投与されているので、ビタミンC非投与対象群の発生率はわからない。しかし、全国の赤十字血液センターでHB抗原スクリーニングが始められた一九七二年度の血清肝炎発生率は、日本輸血学会血清肝炎調査委員会によると、八・七五パーセント（GPT二百単位以上の発生率、疑似肝炎まで含めると十四・三パーセント）と報告さ

れているし、それ以前の年度の発生率はより高率（最高時の一九六五〜一九六六年度の調査では二十五〜三十パーセント）であるし、また、同じ血液センターから血液を入手している福岡地区の他施設の発生率も全国平均位と報告されているので、福岡鳥飼病院の成績は、ビタミンCの血清肝炎予防効果を明白に示すものといえる。

表3（省略）に十一名の輸血後肝炎発症者の概要を示しているが、黄疸の症状を示したものはわずかの二例（黄疸発生率は〇・一六パーセント）にすぎない。

表4（省略）に、輸血後肝炎発症者の輸血後のビタミンC投与量および期間を示しているが、肝炎発症者はいずれも一日二グラム以下投与（症例八、二十一は非投与、六も非投与に等しい）で、投与期間も標準の十四日より短い（症例三は十四日間投与であるが量が〇・五グラムと少ない）』

村田氏はライナス・ポーリング研究所客員教授であり、ビタミンCの生体に及ぼす作用については第一級の学者である。この論文の中で彼はインターフェロンに触れてはいるが、ビタミンCのウイルスに対する作用としては、「ビタミンCの自動酸化に伴って発生するフリーラジカルによるウイルス核酸鎖の切断」によるとしている。この現象の発見は彼の業績だ。

なお、自動酸化とは酵素を媒介としない酸化であり、フリーラジカルとは遊離基または自由基と訳される異常に活性の高い原子団のことである。フリーラジカル、すなわち遊離基についての知識は、ガンを考えるうえで不可欠のものなので、Ⅶ章「ガンとビタミン」の中に解説することにした。一七七ページ以降に、それが扱ってある。

ここに引用したB型肝炎に対するビタミンCの効果は、ウイルス核酸鎖切断とインターフェロンとの両面から来る、と私は考える。どちらが優先するかは、ビタミンCの投与量によって決まることだろう。

ビタミンCによるB型肝炎治癒の例は、私の目の届く範囲にもある。

乳ガンのため両側乳房同時切除の手術を受けたO嬢は、放射線照射のため通院中に肝炎を発症し、再入院のやむなきに至った。結局、十ヵ月ほどで全快したが、このときもビタミンCの大量服用が自主的に行われている。

反論異説もあるが……

雑誌『蟻塔』一九七七年六月号は、ビタミンCを特集した。その中に、国立予防衛生研究所の福見秀雄副所長が、「ウイルスとビタミンC」と題する小論を寄稿している。

彼はそこで、「私は抗ウイルス性、あるいはインターフェロン生産促進の点で、ビタミンCがウイルス疾患の治療に、少なくとも実用的な程度に貢献するとは信じがたい」と書いている。

本書ではすでに、ビタミンCと風邪および肝炎との関係について、若干の資料を提供したつもりだ。この資料と、福見氏の見解とを比較していただきたい。ウイルス学者福見氏は、本書に取り上げたような事実を承認しない立場をとる、といってよかろう。専門家の意見がこれほど分かれては困るのだが、この種の現象はけっして少なくないのである。

この『蟻塔』には、東大の高橋晄正講師も寄稿している。

その中に彼は、「さて、お前はかぜのときどうするかといわれるなら、私は梅干にお湯をさしたのをフーフーいいながら飲んで寝ていることにする。ビタミンCが酸のなかまであるのと、梅干の酸っぱいのとが共通性があって、日本人がむかしからやってきた民間療法程度の効き目はビタミンCにもあるかもしれないが、これを数グラムも数日間にわたって服用するのはやはりこわい」と書いた。

高橋氏もまた、ビタミンCとウイルス性疾患との関係に対して否定的である。

ここに、福見、高橋両氏が揃って、ビタミンCのウイルス性疾患に対する効果を認めていないという事実を見たわけだが、これがわが国の医学者の大勢であることを、他日のためにここに確認しておきたい。

ビタミンCはどこまで効くか？

そこで、テーマの「その他のウイルス性疾患とビタミンC」の影が、うすくなりかねないことを残念に思うのだが、とにもかくにも、その具体例をあげることにする。資料は、前出のストーンの著書『病気の治療因子ビタミンC』から借用する。

まず、ヘルペスである。

これは、単純疱疹、帯状疱疹などの形で発症する。前者は唇の上などに発熱を伴った水疱を作り、後者は脇腹などに神経経路に沿って炎症を起こす。

この本には、帯状疱疹の患者にビタミンCを注射したところ、二時間もたたないうちに痛みがおさまり、一日以内に水疱がかわき、三日で水疱がきれいに治った例が示されている。帯状疱疹の患者三百二十七名の全員が、ビタミンCの注射によって三日で治ったという報告も述べられている。

ただ、ビタミンCの投与量が、これらの場合のどれについても記されていない。しかし、三百二十七例を扱った医師クレンナーは、ビタミンCを大量に投与する人で、ウイルス性疾患の場合、体重七十キロの成人に対する投与量を、二～四時間ごとに四・五～十七・五グラム、つまり一日量を二十七～二百十グラムが適当との主張を持っている。

帯状疱疹患者全員に好結果を見ることができたのは、このレベルの大量投与のおかげ、と私は考える。

クレンナーは、ポリオについても、麻疹（はしか）についても、ウイルス性肺炎についても、ウイルス性脳炎についても、流行性耳下腺炎（おたふくかぜ）についても、インフルエンザについても、驚嘆すべき成果をあげている。クレンナーではないが、ビタミンCによって、狂犬病ウイルスや種痘ウイルスが不活化されることを証明した医学者もいる。

ビタミンCの大量投与を試みる医師はクレンナーばかりではない。その一つの例を、引用文によって紹介することにしよう。

『バルガス・マーニュは一九六三年に、最高四十五グラムのビタミンCを一～三日間投与して、百三十人のインフルエンザ患者を治療した。患者は男女の両性を含み、年齢は十～四十歳であった。百十四人が回復し、十六人は効果を示さなかった』

実は、私にも若干の体験はある。

先日、二歳になる孫が、わずかな発疹を現わし、はしかとの診断を受けた。さっそくビタミンCの大量投与を試みたところ、その翌日、発熱とともに全面的な発疹を見、その日のうちに熱が下がり、元気をすっかり回復した。この子は、平常からビタミンCを大量に摂取している。

ポーリング、ストーン、クレンナーなどの先覚者は言うに及ばず、私どもの目にも、ビタミンCのウイルス性疾患に対する効果は無視できないものとして映る。

V

インターフェロン合成への仮説

——ウイルス依存でなく自前ではつくれないか?

人体の守りの構え

公害問題がやかましくなってくると、自動車の排ガスで大気が汚れているとか、添加物で食品が汚れているとかが問題になって、我々は守りの構えを強化せざるを得なくなっている。それは、人間の意識の中でのことであって、我々はその限界を常に思い知らされている。

一方、我々の体内には、意識にのぼらない守りの構えがある。これこそは生得のものであって、原初の時代から今日まで、一本調子で続いている。我々が自分で自分の健康を守ろうとするときには、公害に対する意識の高揚もさることながら、この生まれ持った防衛機構をフルに回転させることを工夫しなければならない。

この生まれつきの、意識下の守りの構えは、主として細菌やウイルスを対象としている。

別の面から見れば、これは「異種タンパク」を対象としている。異種とは何かと言えば、人体を構成するタンパク質とアミノ酸構造を異にするタンパク質のことだ。これを「非自己」タンパクと言ってもよい。

卵、牛乳、肉なども、広い意味では異種タンパクに属するだろう。しかし、これらは消化という名の過程によってアミノ酸にまで分解したのちに体液に吸収される。異種タンパクも、口からとるかぎり、異種タンパクとしての資格を失うのだ。だから、どんなタンパク食品も、「異種タンパク」と呼ばれることはないことになっている。

問題は、経口的にとったタンパク質が、アミノ酸まで分解されずに腸壁を通過し、これが体液中に入る場合である。そのとき、タンパク食品は初めて「異種タンパク」として免疫監視機構にひっかかる。酵素食品の場合、これが体液に吸収されれば、異種タンパクとしてマークされるだろう。

リソゾーム・システムと免疫システム

異質タンパクは、「免疫応答」のなかで「抗原」として格付けされる。そして、それをとりおさえるべく「抗体」が現われる。

抗原と抗体との関係は、犯人とこれを逮捕する警官との関係に似ている。抗体は抗原に化学的に結合して、活性を奪うのである。これを「抗原抗体反応」という。抗原はここで「非自己」として識別されたわけだ。

免疫監視機構は、生体防衛機構の一つであるが、国家権力の場合にしばしば見られる過剰防衛がここでも見られる。「アレルギー」がそれだ。牛乳アレルギー、卵アレルギーがこの例である。

異種タンパクは免疫監視機構にひっかかるばかりでなく、「リソゾーム」という名の細胞小器官にもひっかかる。細菌をも含めて異種タンパクが体細胞の膜に接触すると、これは細胞内にとりこまれ、リソゾームの持つ酵素によって消化されてしまうのである。

リソゾームについての知識は、一九六九年にベルギーのド・デューブによって確立したものであって、比較的に新しい。そのために、リソゾーム・システムが免疫システムの下位に置かれるようなことがあってはまずい。要するにこれは、十九世紀にメチニコフが発見した「食作用」を現在のレベルで捉えなおしたもの、と言ってよいだろう。

リソゾームは体細胞のすべてに存在する。そしてその食作用が抗体によって促進される。リソゾーム・システムは免疫システムと協同して、防衛機構の太い柱になっているのだ。

病原細菌に対する防衛機構として、リソゾーム・システムと免疫システムとのあることを我々は知った。では病原ウイルスについては、どうだろうか。

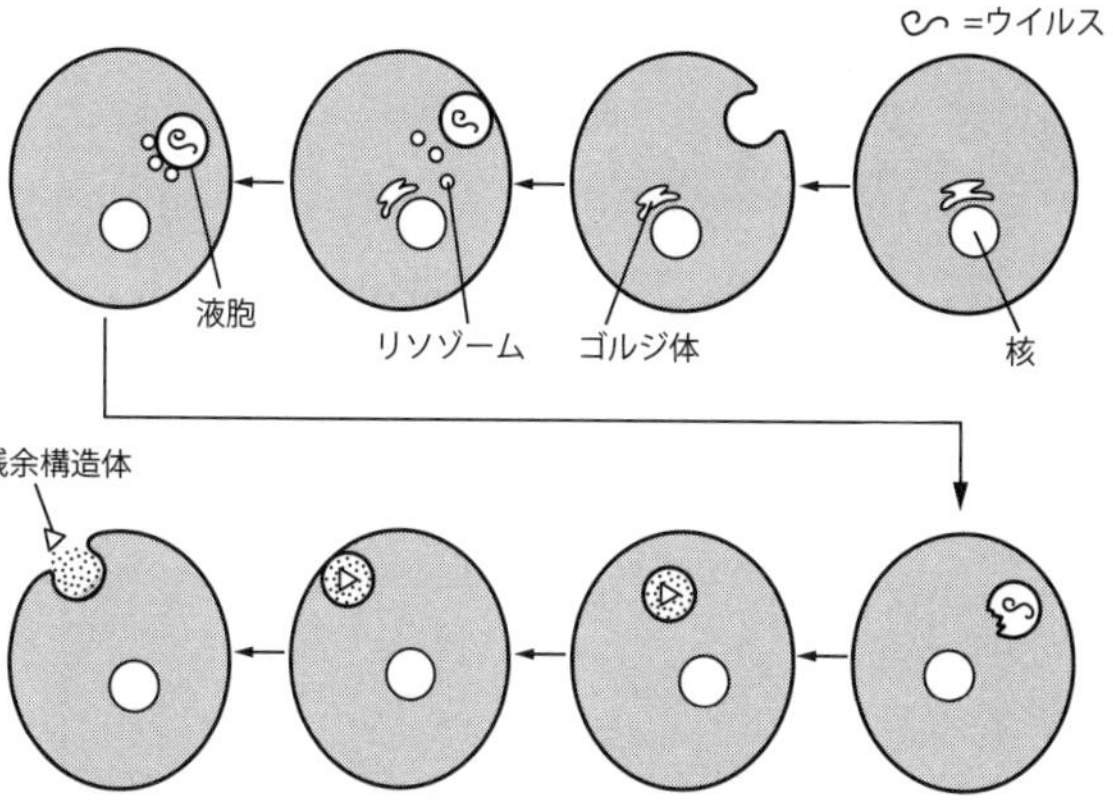

図５　リソゾーム・システムの働き

まず、リソゾーム・システムはウイルスに対して有効なパンチを加えることができる。ウイルスは細胞にとりこまれ、リソゾームの中のＤＮＡ分解酵素、ＲＮＡ分解酵素によってばらばらになる性質のものである。

一方、ウイルスの衣を着たタンパク質は異種タンパクであって、免疫監視機構にひっかかる。したがって、ウイルスは、リソゾーム・システムによっても免疫システムによっても、痛めつけられる立場にある。

第三の守りインターフェロン

この二つの守りでウイルスが手も足も出ないのなら、我々はウイルス性疾患にかかる心配はないはずだ。

そしてさらに我々の体は、ウイルスに対する第三の守りの手段として、「インターフェロン」を用意している。

ウイルスに対する生体の守りを総括すると、次のようになる。

まず第一は、それぞれの細胞が、その膜にとりついたウイルスを包みこんで、リソゾーム酵素によってそれをバラすという直接行動である。

第二は、ウイルスが侵入したという情報を「免疫細胞」に伝え、その情報にしたがって「免疫担当細胞」が抗体を作り、その抗体によってウイルスをとりおさえるという間接行動である。むろん、免疫システムと呼んだものは、この第二の守りにほかならない。

ここに第三の守りとしてインターフェロンがあるという事実は、ウイルスという病原体の曲者《くせもの》ぶりを思わせるではないか。

ウイルスの干渉方式

インターフェロンの語源は、ウイルスの干渉現象から来ている。

二種のウイルスは干渉し合って、一方あるいは両方の増殖をおさえこむ。

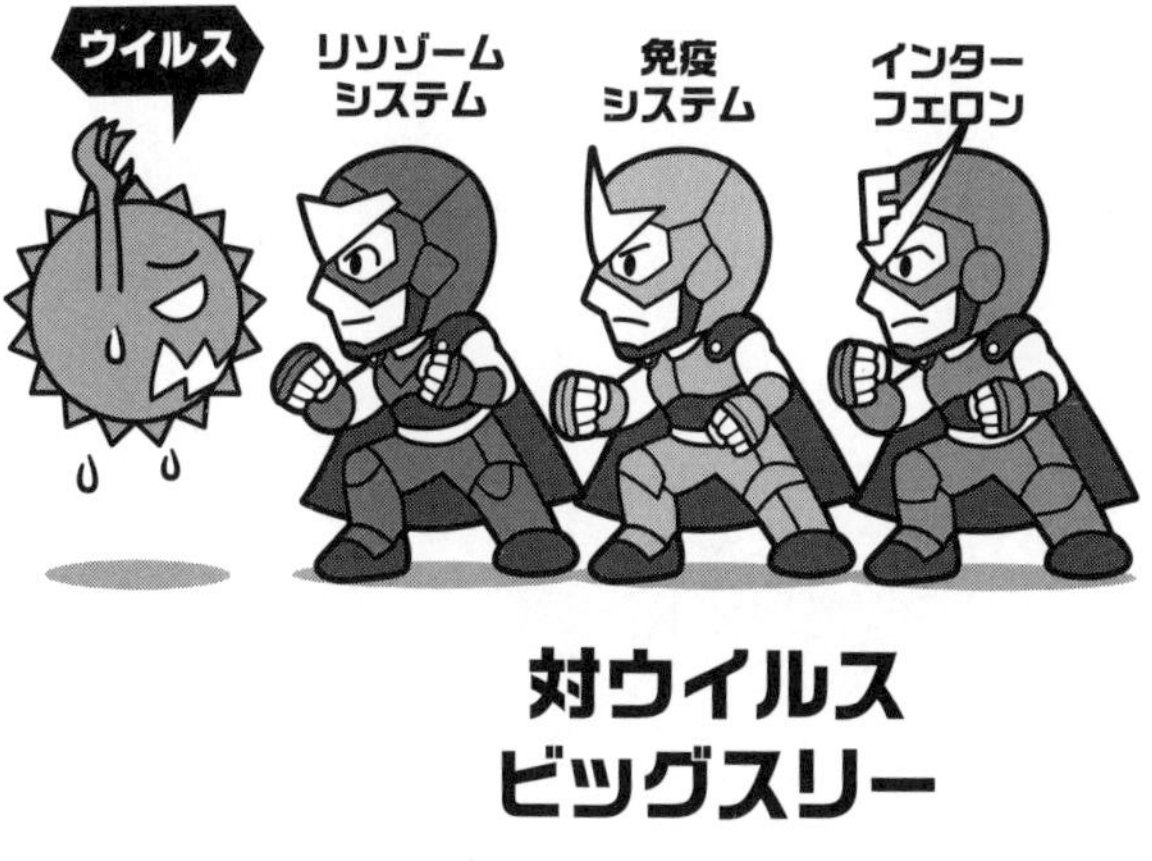
ウイルス
リソソーム
システム
免疫
システム
インター
フェロン
F
対ウイルス
ビッグスリー

この現象の原因物質に対し、アイザックス、リンデンマンは「ウイルス干渉因子」（インターフェロン）の名を与え、長野氏は「ウイルス抑制因子」の名を与えた。

ウイルスの干渉の方式は四つある。

第一は、一方のウイルスがインターフェロン誘発因子となって、インターフェロンを作るタイプ。

第二は、宿主細胞の表面にあるレセプター（侵入口）を第一のウイルスがこわして、第二のウイルスの侵入を阻止するタイプ。

第三は、インターフェロン産生能のないウイルスが、ほかのウイルスの増殖を阻害するタイプ。

第四は、あるウイルスが、特定の一種のウイルスだけについて増殖を阻害するタイプ。

以上の四つのタイプはどれもウイルスの干渉現象として総括されるものだが、インターフェロンが介在するものは最初の一つだけで、ほかの三つはインターフェロンと関係ない。そこで、インターフェロンで説明できない干渉現象が三つもあるのに、すべての干渉現象が説明できるかのように、「干渉因子」などという言葉を作ったのはけしからん、という長野氏の批判が出てきたわけだ。

第一タイプの具体例はすでに述べたから、残りの三タイプの具体例を示す。いずれも、小林茂保氏の『インターフェロン』（講談社）からの借用である。

第二のレセプター破壊タイプの例はニワトリのニューカッスル病ウイルスによる感染の場合に見られる。紫外線で不活化したニューカッスル病ウイルスで処理した細胞に、活性ニューカッスル病ウイルスを感染させると、ウイルスの増殖が阻害されるのである。

第三の、同種のウイルスの不完全型と完全型との間に起こる干渉現象の例は、水疱性口炎ウイルスの感染の場合に見られる。このウイルスは、感染能のあるB粒子（完全型）と、感染能のないT粒子（不完全型）との混合物になっている。B粒子を感染させた細胞に、T粒子を加えると、B粒子の増殖が阻害されるのである。

第四の、固有干渉と称するタイプの例は、風疹ウイルスの感染の場合に見られる。このウイルスに感染させたミドリザルの培養腎細胞に、ニューカッスル病ウイルスを与えると、ニューカッスル病ウイルスの増殖が阻害される。それでいて、ポリオやワクチニアやインフルエンザなどのウイルスの増殖は阻害されないのである。

これらの具体例を並べてみると、ウイルスの干渉現象の多様なことは驚くほかない。そ の間に登場するインターフェロンの働きも神出鬼没の感がある。それがインターフェロン学者の魂をひきつけるゆえんであろう。

インターフェロンの働き

いずれにせよ、専門家はインターフェロンの働きについて、多くの学説を発表してきている。むろん、その根底となる実験結果も山積みの状態である。それをまず、かいつまんで述べることにしよう。

第一にあげたいのは、ウイルスの感染に必要な、それの宿主細胞への接着も、増殖したウイルスの細胞外への放出も、インターフェロンによって阻害されない、という事実である。インターフェロンは、宿主細胞の膜に働きかけるものではない、ということだ。

第二点は、タンパクの衣を脱いだウイルス、すなわちむきだしの核酸を与えられた細胞内で、完全なウイルスが増殖するが、インターフェロンはこれに対しても、阻害的に働く。インターフェロンは、ウイルスの衣に働きかけるものではない、ということだ。

以上の二点などを考えあわせると、インターフェロンの作用点は、ウイルス核酸の合成過程でなければならないことになる。

そこで、ウイルス核酸の合成がいかにして行われるかについて、若干の説明をしておこう。

まず、ウイルスの持つ核酸（それはDNAでもRNAでもよいが）は、ウイルスの必要とするすべての部品の青写真となっている。それは、少なくとも、衣と核酸と、それから、もしインターフェロンの合成がウイルスの側の仕事であるならば、その三者の青写真である。それは設計図と言ってもよい。

ウイルスという名の「生物」は、酵素を持たないので、いくら青写真が揃っていても、自分の力では何もできない。代謝を内容とする生命活動が手も足も出ないのだから、いわゆる「死に体《たい》」みたいなものだ。

もともとウイルスの活動とは、宿主細胞をパンクさせるところまで自己を複製して増殖することであって、それ以外のものではない。その目的を全うするために、ウイルスは適当な細胞を見つけ、そこにもぐりこむわけである。この細胞膜からの侵入を妨げる働きがインターフェロンにはないことを、先に述べたのであった。

宿主細胞に侵入したとき、ウイルスは衣を脱いで裸になっている。すなわち核酸だけになっている。この核酸の持つ遺伝情報の実現を、宿主細胞に押しつけなければならないわけだ。そこで、遺伝情報の解読装置、すなわち翻訳装置の占領が至上命令となる。

細胞の持つ翻訳装置は、雪だるまのような形の小器官で、リボゾームと呼ばれる。リボゾームは、遺伝情報の暗号を刻みこんだＲＮＡ（正確に言えばメッセンジャーＲＮＡ）を受け取り、その暗号にしたがってアミノ酸をつなぎ、タンパク質分子を作りあげるのが仕事である。

リボゾームの本来の任務は、主人公である細胞の持つＤＮＡのコピーを取ったＲＮＡを受け取り、その暗号を解読し、それに基づいて必要な酵素タンパクを合成するところにある。ところが、そこにウイルスのＲＮＡがやってくると、自分の主人公のＲＮＡに従うことをあっさりやめて、ウイルスの暗号解読に専心することになるのだ。

いずれにしても、リボゾームに遺伝情報の暗号を示すものはＲＮＡ（正確に言えばメッセンジャーＲＮＡ）と決まっている。細胞の場合、遺伝情報の担い手はＤＮＡであるから、これをＲＮＡに転写しなければならない。この場合、ＲＮＡは一本鎖である。

ウイルスとなると、ＤＮＡ型がありＲＮＡ型がある。ＤＮＡ型ならばＲＮＡに転写しなければ、話は始まらない。ＲＮＡの材料はＲＮＡヌクレオチドであり、ＲＮＡ分子を合成する酵素はＲＮＡポリメラーゼであり、その補酵素はたぶんビタミンB_{12}であろうが、ウイルスはそのすべてを宿主細胞に供出させる。そして、ＲＮＡへの転写を遂行するわけだ。

ウイルスが一本鎖RNAならば、それはそのままリボゾームに行くだろう。また、二本鎖RNAならば、それをひっぱがして一本鎖にすれば、それでよいことになるだろう。

作用点は翻訳装置リボゾーム

以上の予備知識によって、インターフェロンの作用点が、ウイルス核酸の合成過程になければならない、と前述したことを考えてみることにしよう。

まず、核酸の合成過程、つまり、ウイルスの本体の複製のためには、ウイルスの遺伝情報の転写と、リボゾームにおける翻訳と、二つの段階を踏まなければならない。ところが、実験的事実として、インターフェロンで処理された細胞で、ウイルス核酸のRNAへの転写は阻害されないことがわかった。要するに、インターフェロンはウイルス核酸の合成を阻害するといっても、それは転写の阻害ではなく、翻訳の阻害であることが証明されたわけだ。

そこで結局、インターフェロンの作用点は、翻訳装置リボゾームをおいてほかには考えられないことになった。問題は、一点にしぼられてしまった。

ここに、マーカス及びサルプが、インターフェロンのウイルスタンパクの合成を阻害する作用は、直接的なものではなく、特殊なタンパク質を合成し、これによって間接的にウイルスタンパクの合成を阻害する、との新しい説を発表し、この特殊なタンパク質に対し、「抗ウイルスタンパク」の名称を与えた。

この抗ウイルスタンパクは、翻訳装置リボゾームの表面に結合して、その状態を変える。その結果、ウイルスのRNAと宿主のRNAとが識別され、ウイルスのRNAの翻訳が阻害される、ということである。

このインターフェロンによる翻訳阻害説が、現段階でインターフェロンの働きについての学説の主流となっている。しかし、転写阻害がこれと協同する、という考えもないではない。

この翻訳阻害説の弱点は、ウイルスのRNAと宿主のRNAとの識別がどのようにしてなされるか、という難問が未解決であることだ。その点を除けば、この学説に不利な証拠は示されていないことになっている。

私の仮説——第一段

先にウイルス干渉の四つのタイプを提示しておいた。そして、インターフェロンで説明されるのが第一のタイプに限られることも述べてある。ところが私には、第二のタイプのみが例外であるように見える。

そこで私が、一つの仮説を立てることを許していただくことになる。それでなければ、この本を書くことの意義が、私にとって小さすぎるのである。お断わりしておくが、私の仮説は、マーカスやサルプの仮説を知る以前に作られたものである。

私も、ウイルスのRNAが特殊なタンパク質をリボゾームに作らせると考える。しかしこれは、抗ウイルスタンパクではなく、インターフェロンである。このインターフェロンは何らかの形で宿主細胞のRNAに結合する。そのために宿主細胞のRNAは不活化され、リボゾームに暗号を伝えることができなくなる。そこで、ウイルスのRNAが独占的にリボゾームを利用する結果となる。

この考えによると、インターフェロンは宿主細胞のRNAに親和力を持つタンパク質ということになる。したがって、ウイルスはインターフェロンを産生することによって、自己増殖の条件を獲得することになる。

インターフェロンは人間のRNAを不活化するわけだから、人間のRNAに種としての特異性があるならば、インターフェロンの側にも人間の種としての特異性に対応する特異

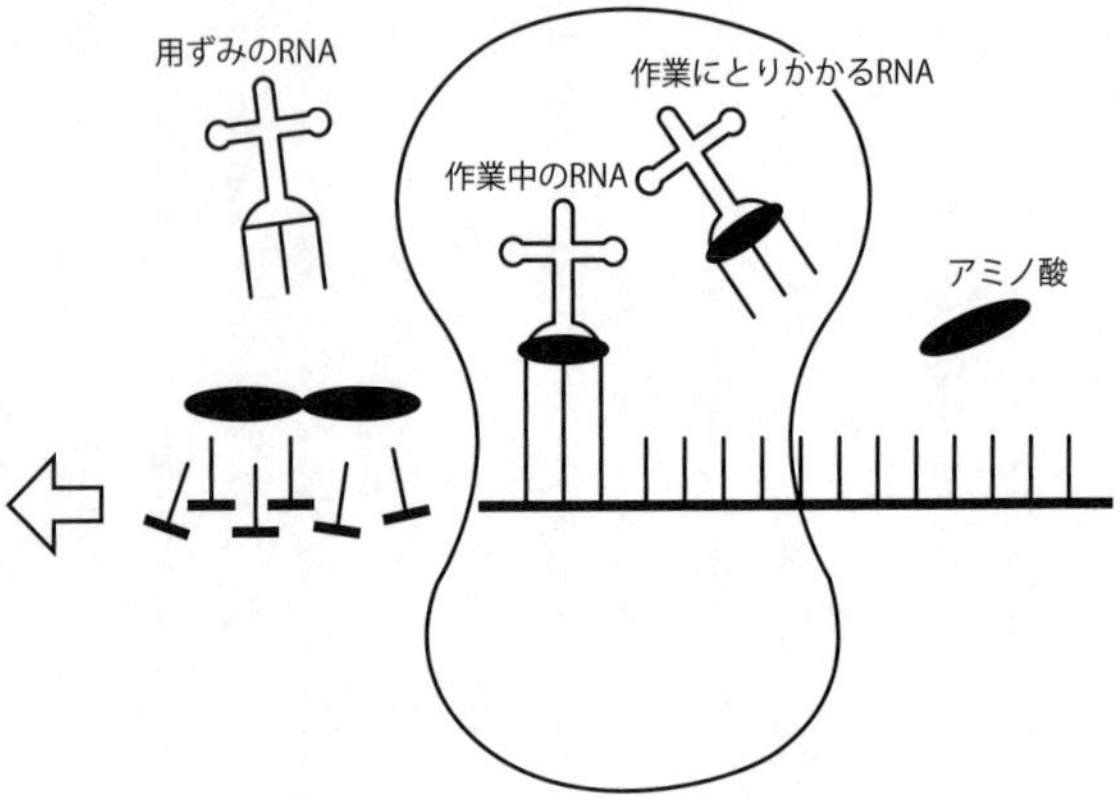

図6　リボゾームという翻訳装置

性がなければならず、それがインターフェロンの「種特異性」、「種依存性」の実体である、と私は考える。

ここまでの部分をまとめると、次のようになる。

すなわち、人間の細胞に侵入したウイルスは、どんな核酸を持っていようと、一本鎖ＲＮＡを作りだす。このＲＮＡ分子の一部には、インターフェロンのための暗号があって、それが特殊なタンパク質をリボゾームに作らせる。そのタンパク質は宿主のＲＮＡに親和力を持ち、これと結合する。その結果、宿主のＲＮＡは不活化され、リボゾームは人間のための作業を中止する。それからのち、リボゾームはもっぱらウイルスのために奉仕するようになる。

これが私の仮説の第一段である。第二段はウイルスの干渉現象に、この仮説を適用する段階となる。

私の仮説——第二段、第三段

あるウイルスが、宿主細胞のリボゾームをすでに占領しているところに、第二のウイルスが侵入してきたとしよう。宿主細胞のRNAはすでに不活化されているから、リボゾームでは、二種のウイルスが競合することになる。

もともとリボゾームと呼ばれる翻訳装置は、テープレコーダーに似ている。テープレコーダーでは、磁気による暗号が解読されて音になるのだが、リボゾームでは、塩基による暗号が解読されてアミノ酸になり、タンパク質になる。テープレコーダーで、一本のテープが一定の速度でヘッドに接して走りぬけることが必要であるのと同様に、リボゾームでは、一本のRNAのテープが一定の速度でそれに接して走りぬけることが必要である。

そこで、「競合」という言葉の内容であるが、今ここには二種のウイルスがあって、それぞれが独自のRNAテープを持っている。そして、それがリボゾームに接してそこを走りぬけようとするわけだが、リボゾームの側からすれば、ある瞬間にはテープAが、次の瞬間にはテープBが来るというありさまで、翻訳されてつながれるアミノ酸の順序はでたらめになり、せっかくのタンパク質は、どちらのウイルスにとっても役に立たないものになってしまう。これが私の仮説の第二段である。

ここでは、二種のウイルスが「競合」して、干渉を起こしている、と私は考えてみるのである。

その次に、私の仮説の第三段が来る。

これは、インターフェロンの投与によって、ウイルス性疾患を治療し、または予防することができるという事実を説明するために用意されたもの、と言ってよい。

我々人間には、病原性を持っていない、すなわち活性を持っていないウイルスが二百種も寄生しているといわれる。これは影のようなウイルスだから、仮りに「シャドウウイルス」と名付けることにしよう。シャドウウイルスは不活性のものだから、インターフェロンを作ることがなく、したがって、ウイルス性疾患に対する守りには参加していない。

そこで今、ウイルス性疾患の患者にインターフェロンを注射したとしよう。それの行き先について、私が責任を持つことはできないが、とにかくそれが、ウイルスに感染した細胞にたどりついたとしよう。すると、インターフェロンは宿主細胞のRNAを不活化する。

その段階で、病原性ウイルスはシャドウウイルスと競合させられ、干渉を起こす、というのが私の考えである。

専門学者との相違点

この仮説と、インターフェロン学者の仮説との相違点は、前者で宿主のRNAを排除するというのに対し、後者がウイルスのRNAを排除するというところだ。

これの甲乙は、実験によって明らかになるはずだが、私の場合、ウイルスの作ったインターフェロンは、ウイルスの対立物である宿主の遺伝情報を否定し、インターフェロン学者の場合、ウイルスの作ったインターフェロンは、自己（ウイルス）を否定する。

インターフェロンの効果は「力価」で表わされる。インターフェロンに、効き目のよしあしがあるということだ。それに対しての説明を、私の仮説は用意することができる。

力価とは、インターフェロンの効果を数値で表わしたものだ。ウイルスの増殖度を五十パーセント低下させるのに、インターフェロン標品を何倍に希釈すればよいか、というその倍数を「力価」とするのが普通である。

私の仮説では、二つのウイルスの競合（シャドウウイルスの参加を考慮すれば、二つとの限定は正しくないだろうが）を想定するわけだが、リボゾームとの親和力において、両者が常に対等であるなどとは考えられない。すなわち、一方が他方より長時間リボゾームに接するようなことが容易に起こる、ということだ。

すると、その時間の長さ次第によっては、一方のウイルスの遺伝情報が完全に最後まで翻訳されることにもなる。その確率が大きいほど、干渉は弱いことになり、インターフェロンの力価は下がるはずだ。

先に掲げた、干渉の四つのタイプのうち、第一のものの説明は、私の仮定によっても可能である。また、第三のタイプについても同様だ。そして、第四のタイプについては、力価の問題で考えたような、「競合のアンバランス」で説明できるだろう。

以上の仮説を、自信を持って押しだすことなど、私にできようはずはない。ただ、この仮説もまた、翻訳阻害説の一つである、ということだけは確かである。

それが、ウイルスの干渉現象の複雑さから来ていることは、言うまでもない。そこで多種多様な仮説の提案が意味を持ってくる。自分が出した仮説をあとでひっこめるアイザックスのような人の存在も面白い。否定されたはずの「転写阻害説」の復活もあることだ。そのような仮説の渦の中に、私も一石を投じたかったのである。

現在の翻訳阻害説と比較して、私の説に多少とも分のある知見として、例えば、インターフェロンで処理すると、RNA分子がやや大きくなること、ラットの場合ではあるが、インターフェロンによってヘモグロビン担当RNAの翻訳が阻害されること、などをあげることができよう。

自前で作れるインターフェロン

インターフェロンがガンに効く、と聞けば、「カネはいくらでも出すから、それが欲しい」と、ガン・ノイローゼの大臣が言った。B型肝炎に悩まされる患者は、インターフェロンがよいと言われれば、それの入手に狂奔することだろう。

一般に、健康なり病気なりに何かがよいと言われれば、それが欲しいと思うのは当然だが、それが自前で作れるかどうかを問題にする態度が欲しいものだ。

副腎皮質ホルモンがいろいろな病気に使われるが、これについても、自前で作れるかどうか、自前で作るのにはどうしたらよいかを考えてもらいたいと思う。そして、インターフェロンの場合についても、カネを出すなら、自前で作る条件を整えるために、それを使ってもらいたいものだ。

マーカス等の「翻訳阻害説」で、インターフェロンの分子構造を決定したのは、ウイルスの核酸であった。その核酸の持っていた遺伝情報が、インターフェロンの合成を、宿主のリボゾームに強要したことになる。

宿主のリボゾームの任務は、本来ならば、人間の遺伝情報を解読して、その細胞が遂行すべき代謝のための酵素（厳密に言えば主酵素）を作ることにある。これを、ウイルスのRNAが人間のRNAを排除する形で、インターフェロンの合成が強行されたわけだ。

マーカス等の説を正しいとすれば、この強行作戦は、リボゾームが「抗ウイルスタンパク」によって、修飾される以前に行われなければならない。私の仮説においても、同じ事情である。私としては、この場面においては、宿主のRNAとウイルスのRNAとの競合があり、少なくとも一回はウイルスが競合に勝ち抜いた印として、インターフェロンができた、と考える。

合成の問題点はここだ

いずれにしても、インターフェロンはウイルスが主人公となって作ったものであって、その分子構造の青写真を、人間は持っていない、ということになる。

したがって、我々の身を守る機構の一つとして位置づけられるインターフェロン・システムの主宰者は、人間ではなくウイルスであったのだ。

ただそこに、人間が、その原材料と翻訳装置とをウイルスに提供した、という事実はある。

そこで、風邪、B型肝炎をはじめとするもろもろのウイルス性疾患に対するビタミンCの効果をどう考えるか、という問題が起きてくる。

はっきり言えば、インターフェロンを合成する代謝に、ビタミンCが決定的な役割を持っているのではないか、ということだ。むろん、その役割は、補酵素としてのものと考えなければなるまい。

すでに知っているように、インターフェロンには、純粋なタンパク質のものと、糖タンパクのものとがある。前者は、単純なアミノ酸の鎖に過ぎないから、リボゾームで直接作られるのかもしれないが、糖タンパクとなると、単なるアミノ酸の鎖ではなく、そこに糖質と結合した複合タンパクであるから、リボゾームはそれを直接に作ることはできず、それを合成する酵素（実は主酵素）によって、間接に作ることになる。

一般に、酵素は代謝の媒介者であるが、主酵素と補酵素と二つの部分から成る。前者はタンパク質であり、後者はビタミン、ミネラル、その他である。少なくとも、インターフェロンの糖タンパクを作る酵素の補酵素として、ビタミンCを想定してはどうか、というのが私の考えである。そうしたとき初めて、ウイルス性疾患に対するビタミンCの効果の多面性が説明しやすくなる。

かくして、ビタミンCの投与によって、インターフェロン合成の条件が整うことになる。

もっとも、タンパク質にせよ、糖タンパクにせよ、その主要な要素はアミノ酸であるから、タンパク質の十分な供給がビタミンCの補給とともに、インターフェロンを自前で作るための決定的な条件となる。要するに、タンパク質とビタミンCとが十分にあれば、ウイルス性疾患に対抗できるだけのインターフェロンが、自前で作れるということだ。

ウイルス性疾患に対するビタミンCの働きが、インターフェロン合成だけに限られず、ほかにもあることについて、すでに述べてはいるが、この段階で、それを総括しておこう。そのことは、もし、ビタミンCがインターフェロンに無関係であったとしても、そのウイルス性疾患に対する有効性を説明するのに役立つはずである。

すでに述べたことがあるが、村田氏は、試験管内で、ウイルスの核酸がビタミンCによって切断されるという事実を発見している。

ビタミンCは、インターフェロンなどを仲介しないでも、直接にウイルスに対抗する手段を提供するのである。

こんなことは試験管内では起きても、生体内では起きないという人もいるが、大量のビタミンCを摂れば、これは生体内で実現可能と考えることができるだろう。

もう一つは、白血球をはじめとする体細胞におしなべて見られる「食作用」（貪食《どんしょく》能）に関してである。これは結局は、細胞小器官リソゾームの作用であり、リソゾーム酵素の作用である。

白血球が高濃度のビタミンCを含んでいないと、その食作用を十分に発揮できないことが知られているが、これは、リソゾーム酵素のいくつかが、補酵素としてビタミンCを要求していることを思わせる。ビタミンCは、ここでも重要な役割を持っている。

やはり、ビタミンCをウイルス性疾患に対して、有力な武器として想定することには、十分な根拠あり、としてよいだろう。

VI

ガンとインターフェロン

――ガン＝ウイルス説が否定された場合でも有効か？

ガンへのわが挑戦

ガンと私との付き合いの初めは、二十余年以前にさかのぼる。母の子宮ガンが発見された時点が、それだった。

このとき彼女はすでに八十歳をこえていたせいか進行が遅く、しかも最善の処置が取られたために、周囲にさしたる心配をかけることなく、それは全快したようだ。彼女が九十歳で世を去ったのは、心臓の老衰による。

そんなわけで、母のガンは私にとってさほどの恐怖ではなく、これに対する私の関心は、むしろ薄かった。

それから数年後に、大きなショックがきた。家内が乳ガンで入院、手術ということになったのである。幸いこのときも、超一流の医師のおかげで、術後の放射線照射までの一連の治療が順調にすんだ。そして、転移の兆候もなく、十五年ほどを無事に過ごしている。

そして七年前の一九七一年、私の勉強会のメンバーの一人、東大講師C博士が白血病の宣告を受けた。我々の勉強会は、以前から分子生物学に傾斜していたが、ガンの続発もあって、その頃からこの傾斜がますます強まった。しかしまだ、C氏の白血病に対して、積極的な助言のできる段階には、遠い状態であった。それにしても、国立がんセンターの処置を十分に理解する程度に、我々のレベルは達していた。

そしてその次の年、同じ勉強会のメンバーの一人、O嬢が乳ガンの診断を受けた。それも両側であり、しかも第三期ということである。乳ガンは、いろいろなガンのうちで、比較的心配の少ないものだ。そういう事情もあったので、私はこれまでの勉強の成果を、彼女に応用するつもりになれた。そして、少なくとも今日まで、転移対策は完全に成功しているかのようだ。

I章で紹介したR君のメラノーマの発見、そして入院という事態は、O嬢の手術後一ヵ月ほどたったときのことである。そして、C氏は容態の急変があって亡くなってしまった。

私の周辺にこれだけガン患者が出ると、私の分子生物学は、ガンを中心におく健康管理にまともに向くようになった。ガンの予防に、また転移の予防に、どういう方法があるかというような難問に対して、一応の解答が用意できそうになってきた。

そしてまたその次の年、私がスキーの定宿にしている菅平のR荘のお手伝いさんH嬢が、乳ガンの手術を受けることになった。そして私は、彼女に助言ができる段階まで成長している。

かくして私は、ガンに対する自分の考えを持つことができるようになり、一九七七年、『ガンは予防できる』(阿部出版)をまとめることができた。この本は、一般読者よりも編集者の興味をひいたようで、月刊誌「わたしの健康」、週刊誌「女性セブン」などが、私をひっぱりだして、「ビタミンでガンは予防できる」という趣旨の記事を載せた。それの反響として、私は数えきれないほどのガン患者と、間接に接触するようになった。

ガンは現代の恐怖である。そしてそれは、平均十九年間も潜伏している。我々素人は、手をこまねいて、ガンの症状の現われるのをびくびくして待つほかないのか、医師の宣告を受けるまでに、自分で打つ手はないのか。大きな問題がここにある。

私は『ガンは予防できる』によって、この大問題に挑戦してみたかった。むろん、「予防できる」という意味は、百パーセント予防できることと同じではない。しかし、百パーセントまでいかなくとも、十パーセントや二十パーセントは確実だろう、と私は信じている。

**やってくるのを待っているよりは
自分からチャレンジアタックしたほうが……**

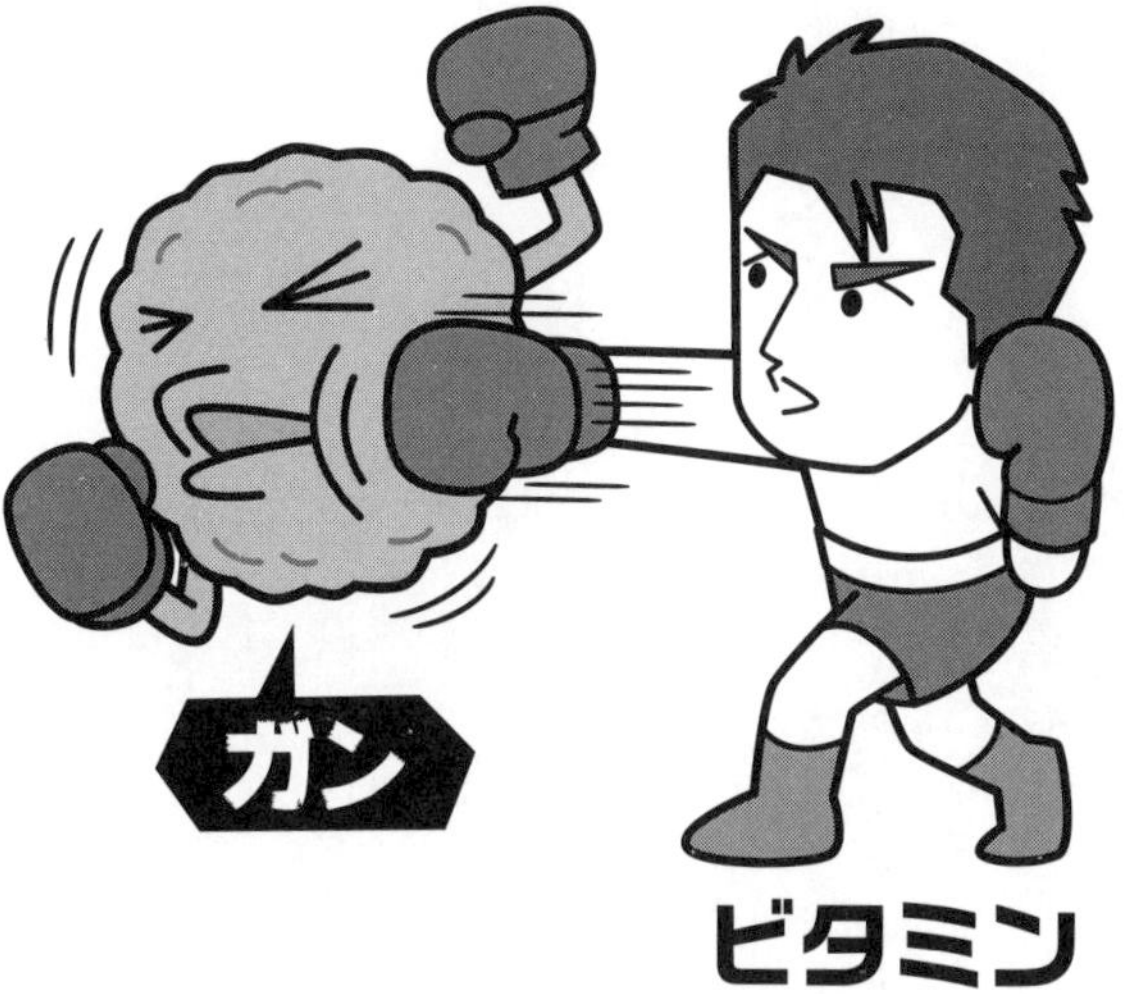

ポーリングの「分子矯正医学」

私の方法は分子生物学的なものであるから、今日の医学者ないし医師のものとは全然アプローチが違う。だから、私の方法が医師の賛成を得る見込みは、現在のところ全くない、と言ってよいだろう。しかし、それだから価値がない、という論理は正しくあるまい。

個々の症例をあげるのは気がひけるし、第一、医師のようなカルテの持ちあわせがないことでもあるが、私の方法でガンを離脱した例は、いくらもあるのである。

先にも紹介したことのあるポーリングは、「分子矯正医学」という新しい分子生物学による医学を提唱している。そして、彼のカリフォルニアにあるメンロパークの科学医学研究所では、実際に患者の診療を行っている。

その様子を、同研究所客員教授、佐賀大学助教授村田晃氏が、雑誌「蛋白質　核酸　酵素」(一九七七年十二月号) に報告しているが、その一部をここに紹介する。

『尿中の成分数は千以上あるといわれている。揮発性成分だけでも三百以上ある。尿中の全成分をパターンとして認知できる標準の揮発性成分プロフィルを明らかにすることができれば、病気がまだ分子レベルにあるうちに、関連する成分の初期代謝状態を知ることができる。つまり、病気の超早期発見ができるのである。

すでに研究所では、多発性硬化症、筋ジストロフィー、乳ガンに特異的なパターンが明らかにされ、精神薄弱、精神分裂症、アテローム性動脈硬化、小児自閉症などのパターンが明らかになりつつある……。

そして、病気が早期に予知され、病気の進展を防ぐ栄養摂取について適切なアドバイスがなされうるのである』

これが分子矯正医学の立場である。私は尿の成分を調べたり、そのパターンを作ったりしているわけではないが、原理的にはポーリングと同じことを考えている。

ここに栄養摂取という文字が見えているが、これがビタミンの大量投与を軸とすることは、言うまでもあるまい。そして、それが私の方法でもある。

ここに見る通り、分子矯正医学は予防に重点をおく。いわゆる「自然治癒力」の条件を早期に整えるのが目的だ、と言ってよい。私に、相談をしてくる読者は、切開したが手のつけようがなくてそのまま閉じてしまったケース、抗ガン剤で衰弱し頭髪が抜けてしまった段階などが多く、残念ながら、転ばぬ先の杖を思うケースはほとんどない。

ガン＝ウイルス説の是非

私の家の読書会のメンバーの一人に、青年T君がいる。彼は医学部志望でもあり、両親がガン年齢に達したこともあって、あるとき蓮見癌研究所を訪問した。所長蓮見喜一郎博士は、『私は癌ウイルスを発見した』（光文社）を書いた人であって、ガン＝ウイルス説の急先鋒である。

T君はこのガン＝ウイルス説に興味を持っていたわけだ。彼は見かけたところ、平均的な健康な若者なのだが、結局、蓮見氏につかまって、診察を受ける破目になった。そこまではよいとして、ガンの診断がくだされ、「蓮見ワクチン」の接種を受けることになってしまった。そのガンも、各所に転移していると言われたそうだ。

国立がん研究センターが、ガンでない病人をガン患者に仕立て、それを治して、ガンの治療に成功したという宣伝をしているとの内部告発が、かつて大きく取り上げられたが、このたぐいのことが、蓮見癌研究所にもあると、前記の書物の帯に推薦の言葉を書いた羽仁五郎君が言っていた。だから、T君の話を聞いても、私はべつに驚かなかった。むろん、T君がガン患者だなどと思う人は、読書会の中にはいない。

一九四六年度ノーベル化学賞を受けた、ウイルス学の権威スタンレーは、蓮見氏の雑誌「ガンとウイルス学」に寄稿して、次のように書いてくれたそうだ。

『基本的な生物現象は、一般に、生物の種類がちがっても、さほど差のないものである。今日、議論の余地なく証明された、動物ではウイルスがガンを起こすという事実は、人間のガンの問題に、直接つながりをもっていると私は考える』

ところで、スタンレーの『ウイルス』（岩波書店）にも、ガンとウイルスとの関係についての章があるが、ここで扱われているガンは、動物のものであって、人間のものではない。

人間のガンがウイルスによるという証明は、まだないのである。そこで、蓮見氏の学説が特異なものになってくる。

そしてスタンレーは、人間のガンも、動物と同じようにウイルスによることが、やがて発見されるだろう、と考えていた。一九六三年、『ウイルス』刊行の時点においてである。

ヒト腫瘍ウイルス

その後、ウイルスとガンとの関係が進み、人間の場合にも、ウイルスがガンの原因にからむことが明らかになった。

「ヒト腫瘍ウイルス」という言葉もできている。

しかし、このヒト腫瘍ウイルスの追及は容易でない。というのは、人間にはウイルスの大量増殖を許す細胞系が存在しない、という特徴があるからだ。結局、断定的なことは、まだ捉えられていないのが実情と言えよう。

人間のガンと最も深い関係にあると推定されているEBウイルスは、ヘルペスウイルスの仲間であって、バーキット肉腫、鼻咽頭ガンなどの腫瘍組織に発見される。ところが、バーキット肉腫は、中央アフリカ、ニューギニアなど、マラリア、黄熱病、睡眠病の多発地域にしか見られない。そこで、感染による免疫システムの破綻がなければ、EBウイルスだけでは起きない、というような考えの余地が出てきた。一方、鼻咽頭ガンのほうは、中国南部地方にしか見られないことから、これも地域特有の遺伝子とEBウイルスとの協同によって起きるのではないか、との考えの余地がある。

一般に、「腫瘍ウイルス」は、宿主細胞をガン化させる物質を作る遺伝子「トランスフォーム遺伝子」を持つと考えられている。この遺伝子が、宿主細胞のDNAに組み込まれたとき、その細胞はガン化する。ヒト腫瘍ウイルスの場合もそうだろうが、それがなかなか突きとめられないのだ。

蓮見氏は、ガン細胞が死んで五分以上時間がたつと、ウイルスが多数重合して、光学顕微鏡で見える程度の大きさになる、と言っている。彼の考えでは、ウイルスの核酸の一部が、宿主の核酸ＤＮＡに組み込まれる過程などは不必要で、ガン＝ウイルスはそのままガン＝ウイルスの姿で、ガン細胞の中にいる、ということになる。

いずれにせよ、蓮見氏は、ガンはウイルス感染症だから、感染に注意せよ、と警告する。カーテンや畳はウイルスの巣だから、ガン患者の病室のものには注意が必要ということになる。しかし、このような注意が普遍的に行われている様子はない。

蓮見説は、一般には信じられていないのだ。そうだからといって、ウイルスとガンとが無関係である、などと考える人もいないのが実情だ。

インターフェロンのメリットは？

今日インターフェロンが注目をあびたのは、それの大量生産が可能になったということよりも、そのことを契機として、インターフェロンがガンの特効薬であるかのような取り扱いがなされたことによるだろう。

はたして、インターフェロンはガンの特効薬なのだろうか？　そのことは、すでに確認ずみの事実なのだろうか？

蓮見説が正しいにせよ、正しくないにせよ、ガンの原因にウイルスがからんでいるとすれば、インターフェロンの出番がくるはずだ。

インターフェロンの投与によって、あるいはインターフェロンの自家生産によって、程度はともかく、我々はガンの恐怖をいくらかでもやわらげることができるだろう。蓮見氏の著書『私は癌ウイルスを発見した』に、インターフェロンは出てこないが。

インターフェロンが、骨肉腫、皮膚ガン、喉頭ガン、ホジキンリンパ腫など、各種のガンに効いた例のあることは、すでに述べたことだが、この結果から逆に、これらのガンの原因はウイルスである、という論理があってよさそうに見えるかもしれない。インターフェロンは、ウイルスの干渉現象を起こさせるものと決めこんでしまえば、そういうことになるだろう。

ここでも、インターフェロンの複雑な性格を思わせる事実がある。インターフェロンはウイルスだけに影響を与えるものではないのだ。先に述べたように、腫瘍ウイルスのトランスフォーム遺伝子、すなわちガン化遺伝子が、宿主細胞のＤＮＡに組み込まれることが、その細胞のガン化を導くことであったとしよう。

宿主細胞のDNAに、ウイルスのトランスフォーム遺伝子が組み込まれてしまったとき、このDNAは本来のDNAではないが、すでに新しい「自己」である。もし、インターフェロンがあるならば、そこから出てきたメッセンジャーRNAは、インターフェロンによって不活化されるだろう。とするならば、インターフェロンに、ガンを抑制する働きがあると言ってよいことになる。

インターフェロンが、トランスフォーム遺伝子の組み込みを阻害する働きを持つとしたら、インターフェロンの存在は、大きなメリットをもたらすことになる。

事実、インターフェロンで処理した細胞に、ガン化が起きないという実験が報告されているのである。

発ガン予防とガン化抑制

ここまでの話は、一応単純な論理である。ところが、動物実験ではあるが、メチルコラントレンのような発ガン物質によるガン化も、インターフェロンによって阻害されることが見つかった。

一方、人間の場合を含めて、正常細胞の増殖がインターフェロンによって抑制される現象も見つかった。

これらはいずれも説明に苦しむところであるが、私の仮説では、インターフェロンは宿主細胞の遺伝情報の翻訳を阻害すると考えるわけだから、これによる正常細胞の増殖の抑制は、あって当然ということになるだろう。

増殖のためには、翻訳によって新しい細胞の材料を整えなければならないからである。

ところが、これについても、また問題が提起された。インターフェロンの持つ抗ウイルス活性因子と、抗細胞増殖性因子とが、別個のものとして分離される、などという報告が現われたのだ。

いずれにしても、実際問題として、インターフェロンが細胞のガン化を抑制すること、発ガンを予防することが、動物実験では明らかになったと言ってよい。

そしてまた、臨床的には、これがガンの治療に用いられつつあるのだ。

ファルコフ博士の臨床実験

インターフェロンを、ガン患者に投与する試みを最初に行ったのはファルコフで、一九

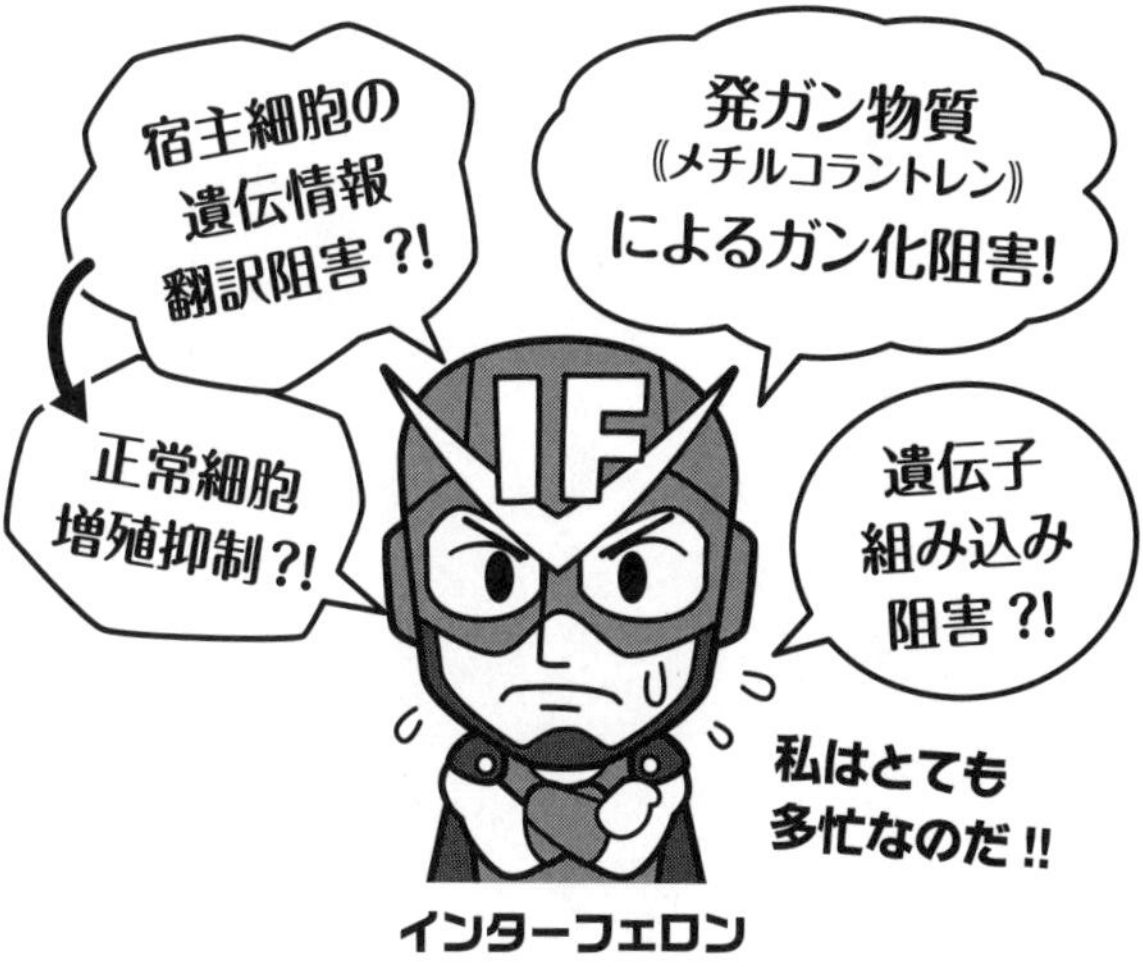
宿主細胞の
遺伝情報
翻訳阻害?!
発ガン物質
《メチルコラントレン》
によるガン化阻害!
正常細胞
増殖抑制?!
遺伝子
組み込み
阻害?!
IF
私はとても
多忙なのだ!!
インターフェロン

六六年のことである。

彼は、人体の白血球に作らせたインターフェロンを、急性骨髄性白血病患者十一名と、急性リンパ性白血病患者七名とに投与したのであった。

一般に、急性骨髄性白血病の場合、発病してからのち、ある期間を過ぎると、一時的に症状がよくなる。この時期を「緩解期《かんかい》」というのだが、適切な治療（抗ガン剤6ＭＰの服用を中心とする）によって、この緩解期を伸ばす工夫をするのが定石《じょうせき》である。危機は緩解期のあとにやって来るのだ。

ファルコフは、七人の患者に対して、緩解期を狙って、連日もしくは週二回、四十万〜百六十万単位のインターフェロンを投与してみた。その結果、投与を続けた四名については、一年以上再発を見なかったという。

統計的には、緩解期は平均四ヵ月である。したがって、このファルコフの実験は、インターフェロンの急性骨髄性白血病に対する有効性を証明したかのようである。

ストランダー博士の筋肉注射法

インターフェロンのガン患者への人体実験を積極的にやっているのは、スウェーデンのストランダーである。

インターフェロンを点滴投与すると、発熱、悪寒《おかん》のケースが出てくる。そこでストランダーは、もっぱら筋肉内注射の方法を取った。そして、ホジキンリンパ腫、骨肉腫、急性骨髄性白血病などの患者を対象に選んだ。

筋肉内注射の場合、副作用が見られないばかりか、インターフェロンの残存時間が長い。これだと、数百万単位のインターフェロンを百五十日以上も投与しても、白血球数の減少もなく、インターフェロン抗体の出現もなく、要するに副作用と認められるものは何もなかった。

この経験を土台に、ストランダーは骨肉腫患者十四名に対し、週三回ずつ、二百五十万単位のインターフェロン筋肉内投与を試みた。これを四年間継続したわけだが、十四名中二名は、インターフェロンと無関係な事故で死亡し、残り十二名は、一九七五年四月二日の報告発表の時点まで生存していた。

十二名のうち三名には肺転移が起きたが、そのうち一名は、完全に回復した。なお、この中に四年以上生存という患者が四名いるが、一人も転移を起こしていない。

ストランダーは、インターフェロンを使用しない対象群として、インターフェロンを投与した患者と同じような症状を現わしていた過去の患者三十三名を選んだ。このうち二十九名は、発病後一～二年の間に肺転移を起こし、一名を除いて全員が死亡している。

放射線照射との関係は？

わが国には、動物のガンに対するインターフェロン投与の実験例は、まだないといってよい。

実際のガン患者にインターフェロンを用いた最初のケースとして発表されているのは、一九七四年に、山野弘、杉島聖章両氏が、二名の急性白血病を対象としたものである。インターフェロン発祥の地として、少々情けないと言わざるを得ないだろう。

ファルコフにせよ、ストランダーにせよ、結局は、ガン転移の予防にインターフェロンを利用していることになる。しかもそのインターフェロンは、生体外で作ったものである。そこには、患者の体内でインターフェロンが作られることへの期待は見られない。

たぶん、自前でインターフェロンを大量に作るための条件の厳しさというものはあるだろうが、この方向の研究が見られないのは、私としては残念である。むろん、この鍵が、栄養条件にあると、私は信じている。

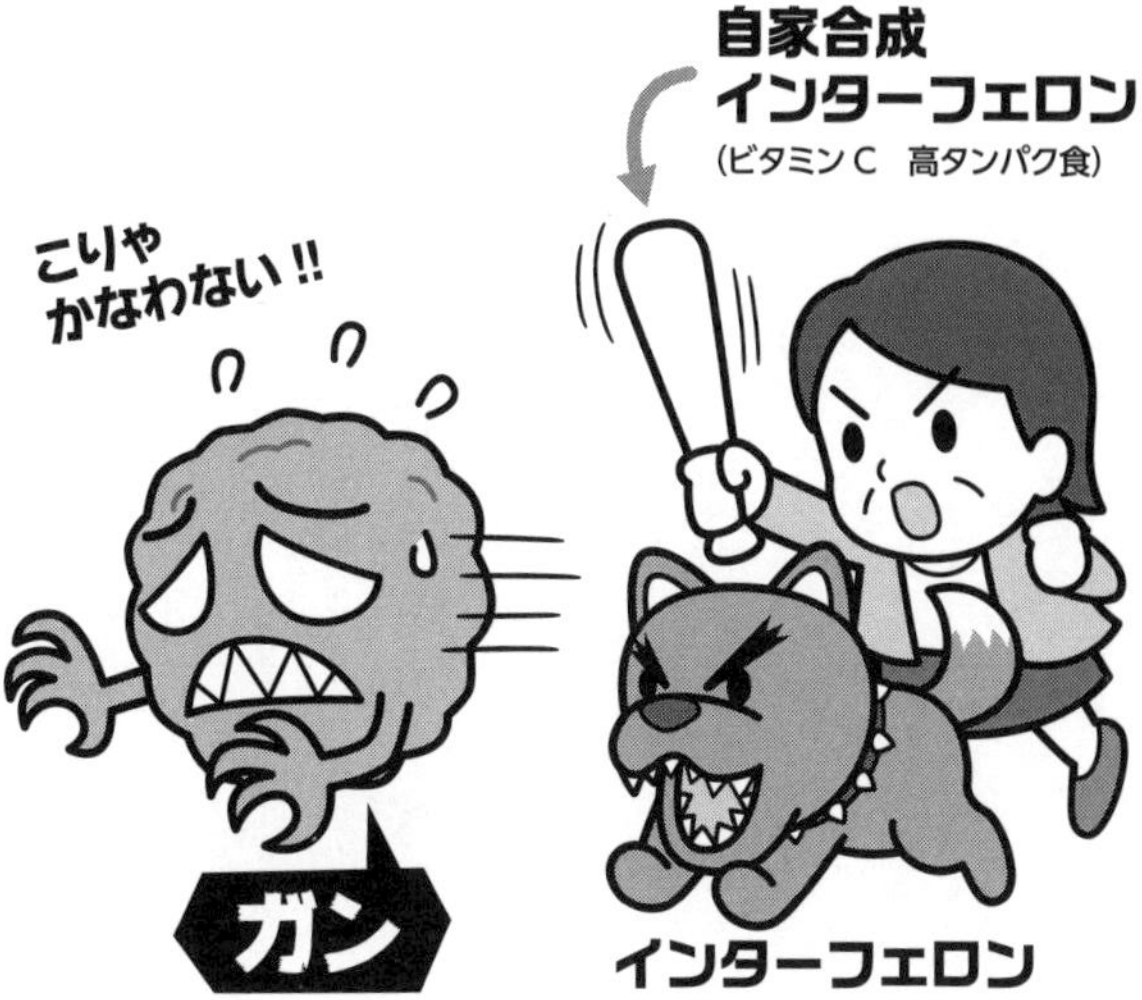
自家合成
インターフェロン
(ビタミンC　高タンパク食)
こりゃ
かなわない!!
ガン
インターフェロン

もし、ビタミンCや高タンパク食で風邪が防げることが、インターフェロンの自家合成によることが明らかになれば、これが、ガンの予防や、その転移の予防に役立つことも明らかになるはずである。

伝統的なガンの治療および転移の予防に、放射線照射がしばしば利用されていることは周知の事実であろう。この放射線は、インターフェロンの合成を阻害するといわれる。

もし、インターフェロンは体外で作られるものしかあてにしない、ということであれば、放射線のデメリットを、この面から見る必要はないことになる。

そのかわり、自前のインターフェロンに期待をかけるとすれば、放射線照射について慎重にしなくてはなるまい。

VII

ガンとビタミン

——メガビタミン主義者としての体験的ビタミン有効説

❶ビタミンCとガン

考えられる役割は……

シイタケ博士森喜作氏のことは、すでに紹介したが、彼は日本人の平均年齢に達しないうちに亡くなった。死因は、糖尿病プラス肝炎である。

そこで我々は、シイタケの胞子、あるいはそれに寄生するウイルスが、インターフェロン誘発因子の一つであることを想起せざるを得ない。その誘発因子を、彼は十分にとっていたはずである。それにもかかわらず、ウイルス性肝炎にやられたことを、どう解釈すべきなのだろうか。インターフェロンの効果について、疑問を投げることになるのだろうか。

ビタミンCの、風邪や肝炎に対する顕著な作用について、本書はこれを強調してきた。むろんそれは、ビタミンCがウイルスに、直接あるいは間接に働きかけるからにほかならない。この働きかけのメカニズムの中にインターフェロンがあるとし、しかも、インターフェロンの生合成にビタミンCの介在を認める立場からシイタケ博士の場合を考えると、ビタミンCの欠落が大きくクローズアップされざるを得ない。

彼は、インターフェロン誘発因子を十分にとってはいたが、ビタミンCに注意を向けなかった。それが命とりになった、という考え方が、私にはできる。その意味において、彼は、シイタケ信奉者に無言の警告を与えた、といってよいだろう。

彼は、旅行先の香港で客死している。したがって、当時の食事は中華料理であり、日本食のような低タンパク食ではなかったことが想像される。もし、彼の食事が低タンパクであれば、この点でインターフェロン生合成にとって不利な条件が二つ重なることになってしまう。そしてこれが、栄養についての注意が不足している一般市民の大多数にあてはまる状況である、と私は思っている。

インターフェロン誘発因子に手を出すということは、これの自前の生合成を狙うことにほかならない。それでありながら、その生合成の条件を整えずにすましていられるとは、おかしな態度ではあるまいか。

もっとも、インターフェロンの生合成に、ビタミンCが補酵素としての働きを持つ、というのは私の個人的見解であって、実証されたものではない。したがって、これは間違いの余地もある。もし、インターフェロン生合成にビタミンCが不必要としても、タンパク質の必要性に変わりはない。すでに述べたところであるが、高タンパク食に切りかえると、風邪が早く治る例がある。タンパク質の十分な補給があれば、インターフェロンの生合成はスムーズに進行する、ということかもしれないのだ。

ところが、ポーリングもストーンも、ウイルス性疾患に対して、ビタミンCはすすめるが、タンパク質には全く触れていない。この事実は、西欧流の食生活が、高タンパク食に近い、という背景から来た、と私は考えている。その洋食でさえもが、ややもすれば低タンパク食になりがちなのだから、我々日本人の場合、タンパク質不足のためにインターフェロン生合成に失敗する確率はきわめて大きいはずである。

欠陥コラーゲンを防ぐ「C」

インターフェロンには抗ガン作用があった。そこで、インターフェロン生合成にビタミンCが参加しているかどうかは、ガン予防のためにビタミンCが必要かどうか、にかかわってくる。そこにビタミンCが登場しないのなら、ガンが怖いからビタミンCを摂る、などという話は出てこない、と考える人もあろう。人間のガンがウイルスによると断定しにくいとすれば、ウイルスの核酸分子をずたずたに切断するというビタミンCの作用も、大した魅力を持ち得なくなる。

では、末期ガン患者の二十パーセントが、ビタミンCによって悪化を抑制される、というポーリングの報告は、どう説明したらよいのだろうか。彼は、インターフェロンのことなどには一言も触れてはいない。

人間のような多細胞動物の一つ一つの細胞は、一般に結合組織でかこまれ、糊づけされている。この結合組織の骨組は、「コラーゲン」という名の繊維タンパクでできている。コラーゲンは、煮るとゼラチンになる物質で、膠原《こうげん》と訳されている。体はタンパク質でできているといわれるが、その三分の一は、このコラーゲンである。

これだけの認識があれば、我々にとってコラーゲンがいかに重要な物質であるかがわかるだろう。ビタミンCは、このコラーゲンの生合成に、補酵素として働くのである。

コラーゲンの分子構造を見ると、三本の長い鎖状分子が、三つ編みの形になっているが、ビタミンCの不足では、こうならない。ビタミンCのないときに作られたコラーゲンは、三つ編みを作らず、一本鎖の分子がばらばらになっている。したがって、力学的な強度が不足している。これはつまり、欠陥コラーゲンと言わざるを得ない。

鎖状分子が三つ編みになるためには、それを組み立てるアミノ酸のうち、リジン、プロリンの二つが、水酸基を持たなければならない。その水酸基をつけるためには、ビタミンCの介在が必要になるのである。

ビタミンCが十分にあれば、欠陥コラーゲンはなく、結合組織はすべて正常で、強固である。このような状態は、ガン細胞、ガン組織からみると、条件が悪い。というのは、ガン組織の成長拡大のためには、結合組織への浸潤《しんじゅん》が起きなければならないからだ。強固な結合組織は、浸潤を困難にするのである。

もし、結合組織が理想的な状態にあって、浸潤を阻止したとすれば、腫瘍の成長拡大は許されない。そのような場合でも、ガン細胞の増殖は続き、寿命のつきたガン細胞は死ぬであろう。その状態は、腫瘍の縮小をもたらさないまでも、平衡状態に近いものであり、ガン対策として、特にガンの転移予防対策として、重要な意味を持ってくる。

転移を食いとめる？

ガンに対するビタミンCの作用はまだある。それも、結合組織に関係のあることだ。結合組織の中には、ヒアルロン酸という名の多糖体がある。「ヒアル」はガラスの意味であって、この粘質多糖体は、コラーゲンを鉄筋とすれば、コンクリートの役をして、結合組織に強度を与えている。細菌が結合組織に侵入するときには、ヒアルロン酸分解酵素ヒアルロニダーゼを分泌し、コンクリートを溶かすのである。

ガンの浸潤の場合にも、ヒアルロニダーゼの分泌があると考えられている。ガン細胞はヒアルロニダーゼによって結合組織を破壊して、その発展の場を作ろうとするわけだ。

ビタミンCには、このヒアルロニダーゼを不活化する作用がある、とポーリングは報告している。

結局、ビタミンCは、インターフェロンの生合成に無関係であったとしても、腫瘍をとりまく結合組織の強化のうえで、二重の役割を示すのである。

この事実は、ガンの転移の予防の問題に、重要な意味を持ってくる。末期ガン患者の二十パーセントが、ビタミンCによって進行を食いとめられるとされるのも当然、と私は考えている。

そこで引っかかるのは、インターフェロン学者が積極的に触れようとしない、インターフェロン自前合成の問題だが、寒気により風邪をひくのは、インターフェロン生合成が、低温下で困難になるため、と解釈をする人もいるが、これを無視するのは不当であろう。

そのインターフェロンに抗ガン作用があるとすれば、この問題を、我々は重視する必要があるだろう。

そして、これにビタミンCを結びつけることができるなら、ガン対策としてのビタミンCの位置は、いっそう高まらざるを得ない。

ポリープの抑制例

なお、ポーリングの『ビタミンCとかぜ、インフルエンザ』（共立出版）には、ビタミンCの酸化生成物に抗ガン作用のあること、そしてその物質は、ビタミンCが大量に投与された場合でなければ作られないこと、などが紹介されている。

この酸化生成物を作る酵素は、ビタミンCの量が少ないときには抑制されている。

この点について、ポーリングは、「反跳現象《はんちょう》」を警告している。それは、次のようなことだ。

ビタミンCの大量摂取を続けていると、前記の酸化生成物を作る酵素が存在することになる。そこで、ビタミンCの摂取量を急に減らすと、その酵素のために、ビタミンCが依然として、酸化生成物に変化してゆく。その結果、生体はビタミンC欠乏の状態におとしいれられる、というのである。ビタミンCの摂取量を減らしたいときには、徐々にやらないと、この反跳現象のあおりを食うことになる。

このポーリングの著書には、直腸ガンの原因の一つとされる「ポリープ」の発達がビタミンCによって抑制された例が紹介されている。

ポリープ患者八名に毎日三グラムのビタミンCを与えたところ、二名では完全に消失し、三名では部分的に退縮したという。これは、経口投与したビタミンCが、そのままポリープの部位に到達し、そこで働くため、と考えられている。

ビタミンCは、ほかの薬剤と併用して、ガン患者に投与されることがある。例えば、ビタミンAとの併用で、エールリッヒ腹水ガンの死亡率の低下を見たとか、腹水の貯留を抑制したとかの報告がある。

また、グルクロン酸との併用で、ガンの悪液質の改善があり、延命効果が現われたとの報告もある。抗ガン剤の投与で、出血傾向、発熱、浮腫（むくみ）、腹水、血尿などが現われたとき、ビタミンCの投与によって、それらを改善することも知られている。

ガンの対策としてビタミンに注目する場合、ビタミンCはそのトップに来る価値を持っている。

❷ビタミンBとガン

ワールブルク博士の説

『生と死の妙薬』(新潮社)というベストセラーの著者レイチェル・カーソンは、その中で、オットー・ワールブルクのガンに関する学説を紹介している。

この本の原名は『沈黙の春(サイレント・スプリング)』であって、公害のために春の鳥のさえずりが聞かれなくなったことを象徴したものだ。地球の汚染がガンの多発につながるという意味で、彼女はワールブルクに触れたわけだ。そのカーソンがガンで死んでしまったところを見ると、ワールブルクの線で健康管理をしてみてもむだではないか、との無力感がわいてくるのは無理もない。

オットー・ワールブルクは、生体の呼吸、同化、ガンなどの研究に大きな足跡を残し、一九三一年度ノーベル生理医学賞を受けたドイツの生化学者である。そして、ビタミンがガンの予防につながることを力説した最初の人である。

ワールブルクが、ガンの予防についての見解を発表したのは一九六六年のことだから、まだ新しい。要するに、ビタミンをガン対策に利用しようという考え方の歴史は、ごくごく短い。だからこそ、この考え方が、医学者をも含めて、多くの人に異和感をかきたてるのであろう。

この年、スイスのリンダウで、ノーベル賞受賞者会議が開かれた。その席上でワールブルクは、ビタミンB_1、ビタミンB_2、およびニコチン酸の大量投与によって全身の組織を飽和状態におくことが、ガン予防の条件になるだろう、という意味の講演をしたのである。

好気的解糖と嫌気的解糖

我々は、呼吸によって酸素を体内に取りいれる。それは、全身の細胞に酸素を供給するのが目的である。肺における呼吸を「外呼吸」といい、細胞内の呼吸を「内呼吸」というが、外呼吸は内呼吸のために行われている。

細胞内には小器官ミトコンドリアがあり、そこでエネルギーを作っている。ミトコンドリアの操業では、ブドウ糖などのエネルギー源のほか、ビタミンB_1、ビタミンB_2、ニコチン酸などを要求する。このうちのどれかが一つでも欠ければ、クレブスサイクルと呼ばれることの操業はストップする。

これは、ブドウ糖を処理してエネルギーを作る過程だから、「解糖」という名で呼ばれる代謝である。そしてこの場合、酸素が利用されるから、「好気的解糖」と言ってよい。これに対して、酸素を利用しない「嫌気的解糖」というものがある。

このように、解糖過程が二つあることは、本質的に重大な意味をはらんでいる。

我々の体を作る六十兆の細胞の内呼吸は、原則的には、好気的解糖を行っている。酸素やビタミンB_1などの外部からの補給を求め、クレブスサイクルによってエネルギーを作っているのだ。万一、酸素やビタミンB_1などの補給が不足すると、好気的解糖は嫌気的解糖に切りかえられる。

嫌気的解糖というものがあるなら、酸素やビタミンB_1などがなくてすむから、いっこう差し支えないではないか、と考えることもできるだろう。しかし、ここにはいろいろとまずい点がある。

まず第一は、同じブドウ糖から作られるエネルギーの量が、好気的解糖の場合と比べて十分の一しかないという点だ。

第二は、好気的解糖では、最終生成物が水と二酸化炭素という単純で無害な化学物質であるのに、嫌気的解糖では、それが乳酸という厄介な化学物質である点だ。

乳酸の蓄積は、筋肉では「こり」を起こすが、一般的に言って、酸度を高める。細胞内の酸度が高まると、大部分の酵素は活性が低下する。つまり、代謝がスムーズに行われないということだ。

この理由だけでも、嫌気的解糖が嫌われてよいことがわかるだろうが、そこには、もっと深刻な問題がある。というのは、正常な細胞がすべて好気的解糖を原則とするのに、ガン細胞は嫌気的解糖を原則とするからだ。

そこでワールブルクは、正常な細胞を嫌気的解糖に追いこむことは、それをガン細胞に転化させる契機を作るのではないか、と考えた。

正常な細胞が嫌気的解糖を始めるのは、酸素やビタミンB_1などの不足がある場合に限られる。それならば、これらの補給が、細胞のガン化を予防するだろう、というのがワールブルクの考え方であった。

肝臓ガンに有効とされる「B_2」

ワールブルクは、ビタミンB_1、ビタミンB_2、ニコチン酸などで、全身の組織を飽和させることが、ガン予防の条件であろう、としたわけだが、飽和のための必要量に問題は残る。

私に言わせれば、これはガン予防の必要条件の一つであるには違いないけれど、十分条件ではない。だからこそ、ほかのビタミンの併用を提唱するのである。

カーソンがガンにかかったのは、ビタミンB群の摂取量が少なすぎたとしても説明できるし、ほかの必要条件を知らなかったとしても説明できるだろう。

ガン患者では、放射線照射によって、嘔吐、下痢、頭痛などの起こることがある。このとき、ブドウ糖、アミノ酸とともにビタミンB_1の大量を点滴すると、改善が見られるという。

また、消化器ガン患者にしばしば見られる便秘や鼓腸にも、ビタミンB_1の大量投与がよいと言われる。

ビタミンB_2が、肝臓ガンに関係することが知られている。肝臓ガンを作るはずの発ガン物質をラットに与えるとき、十分なビタミンB_2を同時に投与すると、発ガンが見られないのである。

わが国には、肝臓ガンが比較的多いが、その原因は、食習慣の中でビタミンB_2が少ないことによるといわれる。

ビタミンB_2は、ワールブルクの学説によっても、また、肝臓ガンの動物実験の結果からしても、ガンとの関係を軽視することのできないビタミンと言えるだろう。

ラットについての実験によれば、転移の確率百パーセントのものにビタミンB群を経口投与したところ、転移頻度は二十九パーセントまで下がった。それに酸素吸入をさせると、転移頻度は五〜十パーセントまで下がった。これは、ワールブルクの説を裏書きするものと言えよう。

❸ビタミンEとガン

細胞分裂「ヘイフリックの限界」

ビタミンEと聞けば、すぐに、それは「若返りのビタミンだろう」といった反応を示す人が多い。それはそれで結構だが、若返りということの中には、ガンからの解放（百パーセントとは、まさか言えないが）の要素も含まれていると考えていただきたい。むろん、そのような判断を裏付ける理論は、ちゃんとある。

マクファーレン・バーネットといえば、知る人ぞ知る近代免疫学の開祖である。「獲得免疫寛容の発見」ということで、一九六〇年度ノーベル生理医学賞を受けている。この人は私より二歳年長であって、すでに人生の終着駅を目前に見ているところから、『寿命を決定するもの』（紀伊國屋書店）を書いた。

その本から、二、三の引用をしてみたい。

『いったん増殖過程が完結してしまったあとでは、肉体はその強健さを失いはじめ、環境の影響を受けやすくなるか、それともガンのような内在的な病気が進行するか、どちらかであって、その結果が死である』

ここには、一生の終わりが、ガンか死かの二者択一の問題だ、という発想がある。次に、これをもっと明瞭に表現したところを引用する。

『ほとんど大部分の哺乳動物はガンができるまでに、食われたり、病気になったり、事故にあったりして死ぬ。人間と家畜化された動物の場合、未来に対する進化的役目を全うした個体には、ほとんど例外なく、ガンがあらわれてくる。ガンは、全く別の目的のために必要とされる過程から生まれた、好ましくないが必要な副産物という証明つきのものである』

彼は人間の宿命に対するあきらめの思想、諦観をぶつけてくるわけだが、その中心におかれている現象は、「ヘイフリックの限界」である。これは、細胞分裂の回数の限界であって、たぶんそれは組織ごとに違うであろう。このヘイフリックの限界が、寿命を決定し、ガン年齢を決定する、とバーネットは考える。

いつかテレビでも紹介されたことがあるが、ガン細胞があると、それをめがけて小さな球状の粒子が、あとからあとからその中に突入する。そして、十分な数の粒子がたまると、ガン細胞はパンクして消失する。この球状の粒子は、リンパ球という名の白血球にほかならない。リンパ球が必要な数だけあれば、ガン細胞は一掃できるかに見える。要するに、我々がガン対策として着目すべきものの中に、リンパ球がある、ということだ。

そこで我々は、いかにして十分な数のリンパ球を用意することができるか、の問題にぶつからざるを得ない。そしてそこに、ヘイフリックの限界が、鉄の壁となって、中高年者の目の前に立ちはだかるのである。

というのは、リンパ球なるものが、扁桃、リンパ節、脾臓などにおいて、細胞分裂によって作られるからである。すでにヘイフリックの限界が来ていれば、リンパ球が作られることはなく、ガン細胞は妨害を受けることなしに、欲するままの活動が許されることになる。

私はすでに、インターフェロン学者の視野に、ビタミンが存在しないことを指摘しておいた。そしてそれは、バーネットの場合でもある。彼の宿命論は、ビタミン、特にビタミンEの役割を知らなかったことから来ている。

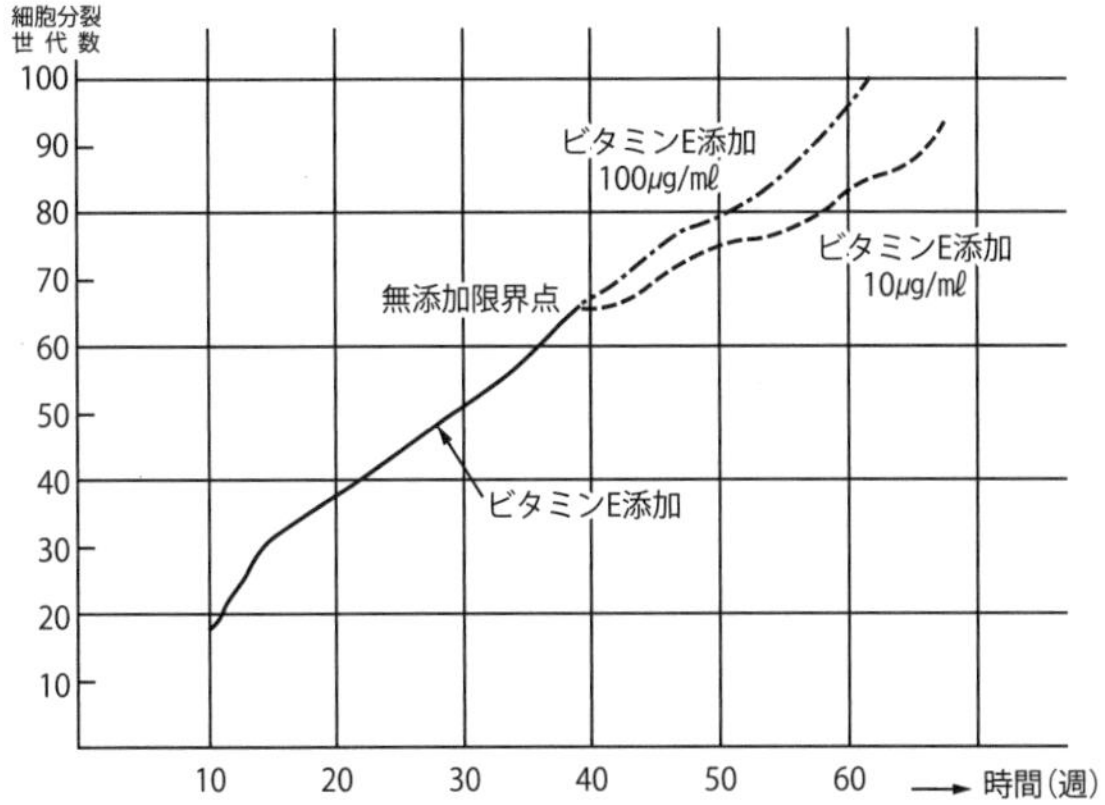

図7　ヘイフリックの限界とビタミンE

パッカー博士の実験

『寿命を決定するもの』が出版されたその年一九七四年に、パッカーは興味ある研究結果を発表した。それは、ビタミンEの投与によって、ヘイフリックの限界が先へ伸びるという、新しい現象の発見であった。それは、まさにバーネットの宿命論を一気に吹きとばす「新風」であった。

図7に示したものは、胎児の肺の繊維芽細胞が分裂を重ねるありさまである。

繊維芽細胞とは、コラーゲンの合成を担当する細胞である。この分裂世代数の最高は六十七であるが、多くは四十〜六十の範囲におさまっている。ヘイフリックの限界に来たとき、すべての細胞は奇形化して、すべての機能――分裂能力をも含めて――を失ってしまうのだ。

パッカーは、二十八週目に、この培養液にビタミンEを添加した。もっとも、第一群には、一ミリリットルあたり十マイクログラム、第二群には一ミリリットルあたり一〇〇マイクログラムという、かなりの大量投与であった。これを、少量投与群、大量投与群の名で区別することにしよう。

分裂の起こる頻度を比較してみると、大量投与群では初期の頃と大差なく、少量投与群では鈍った様子がわかる。いずれの場合も、分裂を百回重ねても、奇形細胞が大量に現われる兆候が見られなかった。

奇形細胞の発生の原因は、突然変異にある、と考えてよい。とするならば、ビタミンEには、突然変異を抑制する作用あり、としなければならなくなる。そしてそれは、説明可能な事実である。

突然変異の原因に対して、「変異原性」という言葉が、この頃現われた。そしてそれは、発ガン物質の特性と見てよいものである。しかし、ヘイフリックあるいはパッカーの実験では、発ガン物質を添加するような細工はしていない。要するにそこには、自然の自己運動の中から出現した物質に、変異原性があったのだ。

この物質に対しては、「遊離基」（自由基）の名が与えられている。これは、英語では「フリーラジカル」である。この実験の場合、変異原性は遊離基のものだったのだ。

身代わりの遊離基

一つの化合物を二つの原子団の結合物と見ることができるとしたとき、それぞれの原子団を代表する原子が、二個の電子を媒介物として結合していたとする。これが強力な作用を受けて二つに分離したとき、それぞれの代表原子が、電子を一個ずつ持った場合、この二つの原子団を遊離基という。

電子が二個揃っていた遊離以前の状態に対し、これを「対電子《つい》」といい、一個ずつにばらされた状態に対し、これを「不対電子」という。このような不対電子を持つ原子団が、遊離基と呼ばれるものである。

遊離基は異常に活性の高い原子団であって、たちまち元の相手と結合してしまうこともあり、ほかの遊離基を捕捉して結合することもあり、全く別の化合物を二つに割って遊離基を作り、それと結合することもある。要するにそれは、きわめて不安定な存在と言わなければならない。活性が高いとは、その意味であった。

ところで、細胞にも細胞小器官にも、生体膜がある。細胞も小器官も、生体膜に包まれているのだ。その生体膜には不飽和脂肪酸リノール酸が、「構造脂質」として含まれているのが普通である。このリノール酸は過酸化を起こしやすく、そのときは遊離基を発生する。しかもそれが連鎖反応の形をとり、遊離基が遊離基を再生産するようになる。

ここにビタミンEがあると、その遊離基はビタミンEの分子を強引に二つに分け、そこに遊離基を作って、その遊離基と結合する。したがって、不飽和脂肪酸から出た遊離基は消失し、ビタミンEの片割れの遊離基が、身代わりの形で現われることになる。

この身代わり遊離基は、ビタミンEが水素を失った形のものである。したがってこれは、水素（じつは水素の遊離基）を捕捉すれば、もとのビタミンEにもどる。

普通、このビタミンEの遊離基は、アミノ酸システインから水素を奪って、遊離基であることをやめる。システインは、水素を奪われても、奪われたもの同士二個が結合して、シスチンとなり、遊離基を作ることなく、無事に安定した形をとる。

このようなビタミンEの働きを、「抗酸化作用」、または「酸化抑制作用」という。

ビタミンEは、この作用によって遊離基を捕捉するが、これがすなわち、ヘイフリックの限界の延長をもたらす原因なのである。

不飽和脂肪酸の過酸化から生じた遊離基に変異原性があるわけだから、これを捕捉してしまえば、奇形細胞出現の原因は消去され、細胞分裂がスムーズに進行する。

末期ガン患者と「E」

遊離基は、DNA分子を攻撃して、変異原性を発揮することもあるわけだから、ガンの原因になる。そしてまた、リンパ球の産生を阻害して、ガン細胞の延命をはかる。

この二つのことを考えあわせるとき、ビタミンEの遊離基捕捉作用には、二重の利点のあることを認めざるを得ないのである。

ガン対策にビタミンを推す私としては、まず第一にビタミンCを、そして第二にはビタミンEを推したい。

なお、胃潰瘍、十二指腸潰瘍などは、その部分の上皮細胞の構造脂質の酸化が原因の一つである。したがってこの場面でも、ビタミンEの抗酸化作用がものを言うはずだ。

末期ガン患者にビタミンEを投与した例がいくつかあるので、それを紹介しよう。

ブランドシュテッターは、十六名の末期ガン患者に、毎日四百単位のビタミンEを与えてみた。すると、四名については転移病巣が急速に小さくなり、三例については腫瘍の発達が止まり、基礎代謝の異常亢進もなくなった。

また、川島吉良氏は、末期子宮頸ガン患者十九名を対象とし、一日四百単位のビタミンEを、六〜二十二日間注射してみた。すると、大部分の患者に、尿量の増加と体重の増加とを見ることができた。彼の説明によれば、ビタミンEは筋肉の代謝に介入してその萎縮を防ぎ、副腎皮質に働いてその機能を賦活し、悪液質の進行を防ぐ。

ビタミンEには、ヘイフリックの限界とも、遊離基とも無関係な領域においても、ガンに対して有効な働きかけをする能力があるのである。

❹ビタミンAとガン

焼き魚から胃ガンが？

この原稿を書いている最中に、朝日新聞の一九七八年二月二十四日付朝刊の投書欄で、私は「まだ証明されていない焼き魚から胃がん」と題する一文を読むことができた。

そこには、『世界中の研究者の努力にもかかわらず、胃にガンをつくる物質は、わが国の国立がんセンターで十年ほど前に発見したニトロソグアニジンしかありません。しかし、このものは食品中には全く含まれておりません』と書いてある。

そしてまた、『目下、魚の黒こげについて、本格的な長期動物実験に取り組んでおり、本当に胃ガンができるかどうかは、まだ証明されていません』とも書いてある。

この投書は、それより前の「焼き魚から胃ガン」という投書が提起した疑問にこたえる形のものだ。その投書にはたぶん、日本人に胃ガンが多いのは、焼き魚をたくさん食うためだ、というアメリカ人の見解が書いてあったのだと思う。

魚はタンパク食品である。そのタンパク質にはアミノ酸トリプトファンが含まれている。トリプトファンは、二百度以上の温度に熱せられると、トリップP_1、トリップP_2などに変化する。これらの物質が第一級の発ガン物質であることは、最近になって指摘されたところである。それが、特に胃を攻撃するかどうかは、別の問題であろう。わが国が胃ガン多発国であることの原因は、ほかにある、と私は思っている。

「A」不足は胃ガンにつながる

国連の世界保健機関WHOは、かつて、世界的な規模で、胃ガン多発国の栄養事情を調査したことがある。

そこでの結論は、乳製品の消費の少ない地域に、胃ガンが多い、ということであった。乳製品の摂取量が少なければ、ビタミンAの摂取量も少ない。胃ガンは、ビタミンAの不足に結びつけられた。

ビタミンAの必要量をまかなうためには、バターなら三分の一ポンド、卵なら十個も食わなければならない。

ビタミンAは濃色野菜のカロテンが小腸壁で分解してもできる。菜食でいくとすれば、一日量として、ホウレンソウなら百五十グラム、シュンギクなら二百グラム、カボチャなら三百グラムとなる。有吉佐和子が『複合汚染』で言うように、現在の野菜のビタミン含有量が落ちているとすれば、ホウレンソウなら九百グラム、シュンギクなら一・二五キログラム、カボチャなら一・九キログラムになる。

こうなると、結局、我々日本人の食習慣の中でのビタミン不足は明らかである。

ビタミンAの不足が胃ガンにつながることの説明はこうである。

まず、胃ガンの前提条件として、胃壁の粘膜の機能低下があるだろう。一般に、胃にかぎらず、すべての粘膜は、その結合組織の中の粘質多糖体コンドロイチン硫酸が重要な役割を持っている。そして、この物質の生合成に、ビタミンAが補酵素として登場するのである。

もし、ビタミンAが不足ならば、コンドロイチン硫酸も不足するために、粘膜が角質化してしまう。胃壁からは胃液の分泌があるはずだが、その出口が角化細胞でふさがりもする。このような障害が、消化器ガンの背景にある、と私は考える。

「A」投与量の問題点

消化器ガンに限定せずに、ビタミンAの欠乏がガンの原因になる、と主張する人がいる。

その例はオイラーである。彼は、ビタミンAが欠乏した状態で刺激を受けた細胞からは核タンパクが遊離してくる。このものが細胞を刺激してそれをガン化すると言っている。

この学説からすれば、ビタミンAを十分に摂取することは、ガン一般の予防の必要条件の一つとなることは、動物実験では証明されている。発ガン物質メチルコラントレンを与えるとき、ビタミンAを同時に投与すると、発ガンが見られないのである。

「ビタミンCとガン」の項で述べたところだが、ビタミンCとビタミンAとの併用は、ガン対策としてかなりの有効性を持つようだ。

榎村陽太郎氏は『ガンの薬』（創元社）の中に、その投与量について記している。それによれば、ビタミンAの一日量は三十万単位、ビタミンCの一日量は五百〜千ミリグラムである。前者は内服または注射、後者は静脈注射の形で与えられる。彼は、ビタミンAの少量投与は、ガンの発育をかえって助長する恐れがあると言っている。思いきって大量に投与すれば、肝臓に対する保護作用、貧血に対する防止作用、便秘の改善などが見られ、メリットが大きくなるそうだ。

ビタミンAにビタミンCを併用することの意義について触れた人はいないが、この場合、すでに述べたようなビタミンCの効果のほかにもメリットを認めるべきである。ビタミンAは、生体内で酸化すればその活性を失うものだが、ビタミンCは、その抗酸化作用によって、ビタミンAの失活を防ぐのである。

⑤ビタミンKとガン

ガン患者の悪液質

ビタミンには、水溶性のものと脂溶性のものとがある。

水溶性ビタミンは、B、Cなどであり、脂溶性ビタミンは、A、D、E、Kなどである。

大まかに言えば、アルファベットの順位が下がるほど、歴史が浅く、なじみが薄い。ビタミンKも、その一つであろう。このビタミンKが、また、ガンに対して有効なのである。

「血液をきれいにする」、「血液を浄化する」、などという言葉が、意外に広く使われている。

かねがねこれに疑問を抱いていた私は、大病院を経営する外科医から漢方医に転向した人にめぐりあったのを機会に、これについて尋ねてみた。するとその医師は、「その質問がいちばん困る」と言った。そこで私は、体液のペーハーの低下を「汚れ」と見るのではないか、と反問したところ、「結局はそういうことになる」との答えが返ってきた。

ガン患者の場合、「悪液質」と呼ばれる物質が体液中に存在する。

このものは、国立がんセンターの元所長中原和郎氏の主張する「トキソホルモン」でもあり、マグネシウムイオンでもあるだろうが、悪液質を含む体液ならば、汚れていると言ってよいだろう。この汚れなら、尿の悪臭によって、当の本人に、その存在を告げるはずだ。

最適ペーハー値

悪液質と縁のない人の場合でも、体液のペーハー値には重要な意味がある。

ペーハーは「水素イオン濃度」の略語であって、この値が七なら中性、それ以上ならアルカリ性、それ以下なら酸性とする。

正常人の体液のペーハー値は、七・三五〜七・四五の範囲におさまっていて、七・三〇ともなれば危篤である。これでわかる通り、体液は常にアルカリ性であって、日常的にこれを「酸性」と言うことは、アルカリ性ではあるが、それが中性に近づいたことの表現に過ぎないのである。

体液は、体を構成する全細胞にとって「環境」である。この環境には、栄養物質や酸素やホルモンなどが含まれているが、そのようなもののトータルとして、あるペーハー値が出てくる。そして、そのペーハー値は細胞内液のペーハー値に影響を与える。

細胞内には代謝があるわけだが、これがスムーズに進行するかどうかは、その本人の健康レベルにとって重要な問題である。

それは結局、酵素の活性がフルに現われるかどうか、という問題になる。そこには、タンパク質や補酵素の補給もからんでくるが、ペーハー値もからんでくる。酵素はそれぞれに「最適ペーハー値」というものを持っている。最適ペーハー値を与えられると、酵素活性は最高になるのだ。

このあたりの理論は非常に面白いものではあるが、本書の守備範囲をはずれることでもあり、すでに『高タンパク健康法』に詳しく論じたことでもあるので、ここでは割愛することにしたい。

要するに、ペーハー値が下がると体調も下がる。それで、このことを血液の汚れ、と文学的に表現することになった、と考えてよい。血液の浄化とは、体液のペーハー値を上げることと同義になる。

体液のペーハー値を上げるのには、カルシウムイオン濃度を上げればよい。カルシウムイオンを作ればよい。血清タンパクと結合しているカルシウムを遊離させればよい。この作業をするビタミンKを与えればよい。血液をきれいにする方法は、ビタミンKの摂取だと言ってよいのである。

自然食主義者だったら、そうは言わずに、野菜をたくさん食えば、血液はきれいになる、と言うだろう。葉菜類はビタミンKを多く含むのだから、この見解は間違ってはいない。

ガン患者の体液のペーハー値は、一般に低い。ペーハー値の低下は、ガンの原因の一つでもあり、結果でもあるだろう。そこに、ビタミンKの価値を見なければなるまい。

桜井平造医師の投与臨床例

ビタミンKの作用としては、これ以外に、肝機能の亢進、利尿、分泌液の抑制などがある。そのために、腹水の貯留、肝機能低下などを起こしているガン患者には、ビタミンKの投与が有効である。

ビタミンKの単独投与により、あるいは放射線照射との併用によってガンを治療した例は少なくない。かなり進行したガンに対しても、著効を現わした例が、ミッチェルによって報告されている。

榎村陽太郎氏の『ガンの薬』に詳しく紹介されているが、わが国でビタミンKをガンの治療に利用した人としては、桜井平造氏の場合が知られている。

彼は医師であったが、六十八歳の年に直腸ガンにかかった。そこで千葉大病院に入院して手術を受けたのだが、二年後に再発した。このときも入院したけれど、すでに手術不能の状態であった。

彼はやむなく退院し、自宅でビタミンKの静注を始めた。一日量を百ミリグラムとし、それを八十日続けたところ、ガンは完全に治ってしまった。

この結果に満足した彼は、自分の病院のガン患者に、ビタミンKの投与を始めた。症例は延べ三十あるが、改善された患者数と、全治した患者数とを合わせると、ほぼ半数にのぼる。要するに、ビタミンKでガンがよくなる場合が、けっして少なくない、という結論が出たわけだ。

ここに、桜井氏の扱った症例の二、三を紹介しよう。

食道ガンに胃ガンを併発した六十三歳の男性は、ビタミンK百ミリグラムの静注二十四回で、腫瘍が軟化して小さくなった。

右腸骨のガンを患う四十八歳の男性は、ビタミンK百ミリグラムの静注十五回で腫瘍が小さくなり、ほぼ全治した。

左側頸部リンパ腺にガンを発した八十六歳の女性は、ビタミンK百ミリグラムの静注二十回で、出血が止まり、腫瘍は小さくなり、表皮が新生し、ほとんど全治した。

胃ガンと食道ガンとを併発し、手術不能の五十八歳の男性は、ビタミンK百ミリグラムの静注を三十一回続け小康を得たが、亡くなった。

手術ができないほど進行した胃ガンの四十八歳の女性は、ビタミンK百ミリグラムの静注を二十二回続けたが、無効であった。

幽門部の胃ガンを患う六十二歳の女性は、ビタミンK五十ミリグラムの静注を三十五回続けたら腫瘍は半分になった。自覚症状も好転したが、静注をやめたら症状が悪化し亡くなった。

以上の症例をみると、ガンに対するビタミンKの作用が、侮《あなど》れないことを知らされるのである。私の考え方からすれば、ビタミンKにガンを治す働きがあるならば、予防的効果もあるに違いない、ということになる。

ビタミンKのガンに対する働きのすべてが、ペーハー値の関係だけで説明されるとは思えない。しかし、肝機能の改善のような効果は、ペーハー値の正常化で説明できないとは言えまい。ビタミンKには、副腎皮質に対する効能もあると言われるが、これもまた、ペーハー値の正常化につながっているのかもしれない。

❻メガビタミン主義者として

国民一般のビタミン認識

ビタミンについては、すでに半世紀の歴史がある。科学の進歩のすさまじさからすれば、これだけの時間があれば、ビタミンの位置づけは、確固たるものになっていてよいはずだ。それがそうでないことの裏面には、さまざまな事情がある。

まず第一に、ビタミンは栄養物質である。したがってそれは、「栄養学」の対象になるべきものだ。

一方、ビタミンは多くの代謝の中で、補酵素として重要な役割を持っている。代謝の本質は生体内の化学反応であるから、ビタミンの科学は、「生化学」の性格を持ち、「分子生物学」の守備範囲におさまる。

一方にまた、ビタミンの欠乏が病気につながることが、いろいろと見つかっている。そして、病気の専門家は「医師」である。そこで医師は、ビタミンについての知識を要求される。医学の基礎教育のうちの「薬理学」は、ビタミンを取り扱っている。薬理学の中でビタミンは、副腎皮質ホルモン剤や、アルコールや、解熱剤などと同列に扱われていると言って過言でない。もろもろの薬剤なみに、ビタミンの副作用がやかましく言われる原因の一つには、ビタミンが一般の医薬と区別されないという事情がある、と考えざるを得ない。

一方、医学教育では栄養学が軽視されてきた。これを医学部に基礎教科として取り入れたのは東大が最初で、一九五二年のことである。それに続いたのは徳島大学ぐらいのものであろう。

また、分子生物学は一九五八年に産声をあげた新しい学問で、医学教育の基礎教科となったのは、一九七〇年代になってからのことだ。

このような複雑な事情が、ビタミンの理解を遅らせ、評価を誤らせている、と私は考える。そして、ビタミンは微量で足りるものであって、食品からとるべきもの、という観念が、いつまでも生き残りかねない様子である。有吉佐和子が『複合汚染』の中で、野菜のビタミン含有量が、農薬のために四十パーセントに落ち、ビニール栽培のために四十パーセントに落ち、両者が相まって、結局は十六パーセントにまで落ちている、と書いても、である。

桜沢如一氏といえば、今日の自然食の教祖とも言える人であるが、彼の『食養学原論』(食養会事業部)には、こんな文がある。

『砂糖やビタミンCはナトリウムを消します。カルシウムをも消します。これは日本では不要のものです。牛乳の如きも左様です』

この本は、一九二九年の刊行であるから、ビタミンCの名が抗壊血症因子に与えられて九年しかたっていない時期のものだ。それにしても桜沢氏の意見は乱暴だが、今日の自然食主義者あたりの思想は、これからあまり進歩していないような感じがする。

高タンパク食について

私のビタミンに対する認識は、私の体質論に立脚している。

それは『人間への挑戦』(現代評論社)で発表したところでみるが、その要点を一言で言えば、ビタミンの要求量には大きな個人差があり、それこそが「体質」の実体である、という仮説である。

ポーリングが言うように、風邪をひかないためのビタミンCの必要量は、ある人では二百五十ミリグラムでよく、ある人では十グラムもなければならないのである。この比は一対四十であるが、一般には一対百と見なければならない。そこで私も、ポーリングの提唱する「メガビタミン主義」（大量ビタミン主義）をとることになる。

私のメガビタミン主義は、高タンパク食を土台とする。ポーリングが問題にしない高タンパク食を私が主張するのは、日本人の食習慣が低タンパク食であることから来ている。

タンパク質の質は、「プロテインスコア」で現わされる。プロテインスコアの低いタンパク質だと、必要なアミノ酸の分子数をまかなうためには、その分だけよけいな量を摂らなければならなくなる。我々の体は、プロテインスコア百のタンパク質を、体重の千分の一だけ要求する。それ以下の摂取量では、多くの代謝をはじめ、インターフェロンの合成にも手が回らないだろう。

高タンパク食にしただけで風邪が早く治ることは、すでに述べたが、それも、この理屈で説明のつくことだ。この高タンパク食は、プロテインスコアの高いタンパク質を大量に摂ることを指している。

お節介な人は、タンパク質の摂りすぎを警告するかもしれない。平均的な日本人の食生活は、プロテインスコアを考慮すれば、ほとんど例外なしに低タンパク食であって、過剰摂取の心配はむしろ皆無である。

この大事なポイントが納得できない人には、『高タンパク健康法』（阿部出版）を読んでいただきたい。

「配合タンパク」の摂り方

そこで、メガビタミン主義者である私の高タンパク食の方法を伝授しよう。

私の体重は約六十キロだから、タンパク質の一日必要量は六十グラムである。そこで、三食の総タンパク質量を、まず推算する。そして、その不足分を「配合タンパク」で補う。普通の食事だと、不足は二十グラム程度だから、それを昼食で補うことが多い。不足量がそれをオーバーするときには、夜食の形で配合タンパクを追加する。

次にその方法を示すわけだが、配合タンパクをとるときにはビタミンCやビタミンB群も一緒に摂ることにしている。

容量三百ミリリットル程度のシェイカーに、七分目ほど牛乳を入れ、ここに適量の乳酸菌飲料を加える。牛乳が飲めないなら、ジュースなど、お好みのものにかえるとよい。

ここに配合タンパク二十グラム程度を入れ、さらにビタミンCやビタミンB群を加えて、これをよくシェイクする。

ここで「配合タンパク」と私が呼ぶものは、大豆、牛乳などから抽出したタンパク質を、人体に必要な比率に配合した食品を指している。

これは、やせるための食品としてアメリカに広く出回っているものだが、目的が目的だけに、プロテインスコアがかなり低く、高タンパク食の材料としては不十分なものが多い。

❼丸山ワクチン

結核ワクチン療法から発想

ガンに関心を持つ人で丸山ワクチンを知らない人は、少なくともわが国の場合、一人もいないだろう。その開発者丸山千里氏は、日本医科大名誉教授である。

彼は、結核のワクチン療法を研究していた。ツベルクリンは昔から知られた結核ワクチンだが、これを治療目的に使おうとすると、発熱や出血などの副作用に悩まされる。そこで彼は、副作用の原因物質の除去を目論んだ。そしてそれが、結核菌を含むタンパク質であることを突きとめた。

結核菌を加熱して、凝固したタンパク質を除去したワクチンは、副作用が少ないか、あるいはゼロであった。これを動物に接種して抗体産生能を調べてみると、タンパク質の除去が大幅なほど、その抗原としての特性が失われることがわかった。

この丸山ワクチンは、多糖体と核酸とを主成分とし、ツベルクリン反応における発赤はかすかである。しかも、難治の皮膚結核に対して非常によく効く。

ハンセン病のもとになる「ライ菌」は、結核菌の親戚である。そこで彼は、ライ菌の研究にとりかかった。そして、ハンセン病患者に接しているうちに、ガン患者の発生がほとんどないことに気付いた。そこで彼は、結核菌やライ菌に抗ガン作用があるのではないか、と思うようになった。そしてその作用は、丸山ワクチンにもあるだろう、と考えた。

彼は、丸山ワクチンのガンに対する効果を、動物で試そうとした。滝沢肉腫やエールリッヒ腹水ガンを動物に移植し、それに丸山ワクチンを投与してみたのだが、期待は見事に裏切られた。そこで彼はがっかりして、ガンの実験をやめてしまった。一九五九年のことである。

動物のガンがウイルスで発生するのに対し、人間のガンはそうは行きかねる。少なくともその点において、動物のガンと人間のガンとは違っている。彼は、動物のガンに効かないことが、人間のガンに効かないことの証拠にはならないことに気付いた。

そこで、丸山ワクチンの人間のガンへの投与に踏み切ったのが、一九六五年である。

丸山ワクチンは、人間のガンには確かに効いた。周知の通り、ガン患者が丸山ワクチンにすがるのは、医師から実質的に見放された末期状態の場合に限られる。担当医の多くが、その時点でもなお丸山ワクチンを拒否する場合の多いことも、周知の通りである。

無視できない有効例

私の手もとに、一九六八年から一九七三年までの五年間の丸山氏のデータがあるが、これを見ると、二千四百七十四例のうち、著効のあったもの十五・六パーセント、有効と判定されたもの三十一・七パーセント、無効のもの五十二・七パーセントとなっている。要するに、末期ガンの約半数に、何らかの効果があった、ということだ。

その具体例を示そう。

四十三歳になる一看護婦が、こぶし大の腫瘍が右肺葉にでき、重態におちいって酸素テントに収容された。その時点から丸山ワクチンの投与を始めたところ、一年後に全治し、現在は職場に復帰している。

六十歳になる一男子が、右肺門の腫瘍のため、無気肺の状態におちいった。その時点から丸山ワクチンの投与を始めたところ一ヵ月で病巣が小さくなり、空気が肺門を通るようになった。

五十二歳の一主婦の胃の幽門部に腫瘍ができ、胃の内容物が腸に送られなくなり、その結果、吐き気が続き、胃は膨満した。外科医は切除することができないので、胃の一部に孔をあけ、それを腸につないだ。その時点から丸山ワクチンの投与が始まり、五ヵ月後には退院の運びとなった。

これらの症例は、もちろん丸山ワクチンが最高の効果を現わした場合であるが、これを見て、丸山ワクチンを黙殺する人がいたとしたら、それは偏見に満ちた狭量の人と言わざるを得ない。

まだ明らかでないメカニズム

そこで、丸山ワクチンがなぜ効くか、という問題になるのだが、これについては、丸山氏自身の言葉を聞くことにしよう。

出典は雑誌「からだの科学」一九七六年五月号である。

『われわれの結核ワクチンがどのようにガンの組織に働いてガンがなおっていくのか、これを説明することは非常にむずかしいことである。

ところで、われわれはこのワクチン療法を概念的には免疫療法と考えているが、十分に説明ができたわけではない。

そこで、これまでに明らかにすることのできた事実の一つ二つについて述べてみたい。このような事実を積み重ねることによって、初めて免疫療法としての説明が可能になるのではないかと考えている。

ワクチンを長期間継続注射して、病状の好転した患者から採取した末梢血液について調査してみると、ほかのガンの治療法に見られるような白血球の減少は全く認められない。この点はワクチン療法の特異な点である。特に白血球の百分率で、普通三十～四十五パーセントを占めるリンパ球が多くの場合増加していることがわかってきた。

リンパ球と免疫現象とは密接不可分の関係にあるといわれているので、リンパ球の増加は免疫力が増強されたものと考えてよいのではないかと思う。このように考えてくると、ワクチンには免疫力の増強を促す作用のあることは確かなように思われる』

リンパ球がガン細胞に攻撃をしかける役割を負っていることは、すでに述べたところである。そして、リンパ球の生成が細胞分裂によることも、すでに述べてある。したがって、ヘイフリックの限界を想定される中高年者の場合、ビタミンEの投与が丸山ワクチンの効果をあげる方法になるだろう。

それはそれとして、サルノコシカケについての私の仮説は、ここにも適用できるのではないだろうか。

丸山ワクチンは、結核菌からそのタンパク質を除去したものである。したがって、その実体の主なものは多糖体と核酸と脂質とである。結核菌は植物だから、その細胞壁が、大量の多糖体を提供するはずだ。その多糖体が、ガン細胞の毛羽を修飾するのに好都合な分子構造や形態を持っている、と考えたらどうだろうか。ツベルクリンに見られるインターフェロン誘発作用も、想定されてよいのではあるまいか。アルデンネはBCGを使ったが、これも結核菌なのだから、より以上の効果をあげて不思議ではないだろう。

阪大教授山村雄一氏は、BCGの有効物質が、結核菌の細胞壁にあることを発見し、それを単離するために菌体をすりつぶし、タンパク質を分解、脂質を除去した。この多糖体と核酸との混合物に、彼は「骨格物質」という名前を付けている。

彼は、この骨格物質の投与によって、黒色皮膚ガンを治している。このとき、患者の血液中のリンパ球は数が増えていた。

ここにも多糖体の有効性があったわけだが、これを免疫システムに結びつける傾向が甚だ強い。サルノコシカケといい、丸山ワクチンといい、主役は多糖体とわかっていても、その抗ガンメカニズムがわからないのは残念だ。

あとがき

この本は、インターフェロンとガンと、二つの目玉を持つ形になっている。翻《ひるがえ》ってみれば、今インターフェロンが話題になっているのは、インターフェロンそのものが興味の対象になったためではなく、それがガンに効く妙薬であるような印象が、一般市民に与えられたからにほかならない。焦点は一つ、すなわち「ガン」にあったのだ。

この本には、ガンに対するインターフェロンの効果が述べられている。そしてまた、ビタミンの効果が述べられている。両者の相関も述べられている。しかし読者諸君の感想としては、たぶん、ビタミンの価値の再評価ということだろう。そしてまた、それが私の狙いでもある。再三ひきあいに出した『ガンは予防できる』は、まさにその路線上のものであった。この本は、『ガンは予防できる』のインターフェロン関係を拡大し、全体を要約した形になっている。この本によってガンとビタミンとの密接な関係に興味をお持ちの方には、『ガンは予防できる』をおすすめしたい。また、『高タンパク健康法』、『ビタミンE健康法』、『ビタミンC健康法』もおすすめしたい。

ちまたにあふれる健康管理関係の書物の中で、私の著書の理論的かつ難解な特色はすでに定評のようだ。むろん、この本も例外ではないだろう。私に言わせれば、このレベルの書物が読みこなせないようでは、健康についても、病気についても、わからないまま降参することになるのである。

私としては、健康について、ガンをも含む多くの病気について、素人は素人なりの方法を持つことができる、という点を強調したい。日常の栄養生活を全く無原則で過ごしておいて、いったん病気になれば、医師の前でマナイタの鯉に変身、という図式は、私のとるところではないのである。その考え方の中で私がインターフェロンに立ちむかったことは、読者諸君におわかりのことだろう。

『ガンは予防できる』を書き、それがもとでいくつかの雑誌でこのテーマが取り上げられ、ということから、私のところへは、手紙や電話の相談が殺到のありさまだ。

私がそれに答えているわけだが、それに従う人がいても、経過報告がほとんどないので、結果のつかめる場合はむしろ例外と言ってよい。そのうちの二、三を紹介すると、手術不能の腎臓ガンおよび子宮ガンの各一例が、一年以上進行することなく、後者は職場に復帰している。白血病の二例は、半年以上緩解を続けている。

本書に主張する通り、私は高タンパク食を土台となるメガビタミン主義を貫徹しようとするわけだが、現代医学を否定するものではない。合理主義の線を守りたいだけの話である。

参考文献

インターフェロンの生物学（岸田綱太郎）　紀伊國屋書店
インターフェロン（小林茂保）　講談社
リソゾームと細胞機能（ピット）　講談社
細胞社会学（杉野幸夫）　講談社
分子生物学（川上正也他）　講談社
細胞とガン（バトラ）　みすず書房
ガンの薬（榎村陽太郎）　創元社
細胞生物学（デュプロー）　講談社
ウイルス（スタンレー）　岩波書店
寿命を決定するもの（バーネット）　紀伊國屋書店
ビタミンC健康法（ストーン）　徳間書店

定期刊行物

サイエンス　日本経済新聞社
科学　岩波書店
蟻塔　共立出版
蛋白質　核酸　酵素　共立出版
クリニシアン　エーザイ
医学ジャーナル　医学ジャーナル社

●本書の内容についてのお問い合わせは、左記にお願いいたします

株式会社　メグビー　http://www.megv.co.jp

〒102-0072　東京都千代田区飯田橋1-11-2飯田橋MTビル

TEL／〈03〉3265-0314　FAX／〈03〉3265-0319

本作品は一九七八年四月に講談社より刊行された
『夢の新薬インターフェロンの効用』を改題し、文庫にしたものです。

一〇〇字書評

切り取り線

購買動機（新聞、雑誌名を記入するか、あるいは○をつけてください）

- □ （　　　　　　　　　　　　）の広告を見て
- □ （　　　　　　　　　　　　）の書評を見て
- □ 知人のすすめで
- □ タイトルに惹かれて
- □ カバーがよかったから
- □ 内容が面白そうだから
- □ 好きな作家だから
- □ 好きな分野の本だから

●最近、最も感銘を受けた作品名をお書きください

●あなたのお好きな作家名をお書きください

●その他、ご要望がありましたらお書きください

住所	〒				
氏名		職業		年齢	

新刊情報等のパソコンメール配信を 希望する・しない	Eメール	※携帯には配信できません

あなたにお願い

この本の感想を、編集部までお寄せいただけたらありがたく存じます。今後の企画の参考にさせていただきます。Eメールでも結構です。

いただいた「一〇〇字書評」は、新聞・雑誌等に紹介させていただくことがあります。その場合はお礼として特製図書カードを差し上げます。

前ページの原稿用紙に書評をお書きの上、切り取り、左記までお送り下さい。宛先の住所は不要です。

なお、ご記入いただいたお名前、ご住所等は、書評紹介の事前了解、謝礼のお届けのためだけに利用し、そのほかの目的のために利用することはありません。

〒一〇一-八七〇一
祥伝社黄金文庫編集長　萩原貞臣
☎〇三（三二六五）二〇八四
ohgon@shodensha.co.jp

祥伝社ホームページの「ブックレビュー」からも、書けるようになりました。
www.shodensha.co.jp/bookreview

祥伝社黄金文庫

タンパク質《しつ》で免疫力《めんえきりょく》を上《あ》げる
——今《いま》こそ知《し》りたいインターフェロンの効用《こうよう》

令和4年9月20日　初版第1刷発行

著　者　三石《みついし》　巌《いわお》

発行者　辻　浩明

発行所　祥伝社《しょうでんしゃ》

〒101－8701
東京都千代田区神田神保町3－3
電話　03（3265）2084（編集部）
電話　03（3265）2081（販売部）
電話　03（3265）3622（業務部）
www.shodensha.co.jp

印刷所　萩原印刷

製本所　積信堂

本書の無断複写は著作権法上での例外を除き禁じられています。また、代行業者など購入者以外の第三者による電子データ化及び電子書籍化は、たとえ個人や家庭内での利用でも著作権法違反です。
造本には十分注意しておりますが、万一、落丁・乱丁などの不良品がありましたら、「業務部」あてにお送り下さい。送料小社負担にてお取り替えいたします。ただし、古書店で購入されたものについてはお取り替え出来ません。

Printed in Japan　© 2022, Iwao Mitsuishi　ISBN978-4-396-31827-7 C0147

祥伝社黄金文庫

若杉友子
これを食べれば医者はいらない
日本人のための食養生活
不健康なものを食べているから、不健康になるのです——若杉ばあちゃん流「食養」で、医者いらずの体になろう。

若杉友子
こうして作れば医者はいらない
若杉ばあちゃんの台所
食養研究の第一人者直伝！ かんたん・おいしい厳選レシピ。「結局、何を食べればいいの？」にお答えします。

安田 登
疲れない体をつくる「和」の身体作法
能に学ぶ深層筋エクササイズ
なぜ、能楽師は80歳でも現役でいられるのか？ 「和」の知恵と「洋」の知識で快適な体を取り戻す。

安田 登
ゆるめてリセット ロルフィング教室
1日7分！ 体を芯からラクにするボディワーク
画期的で科学的なボディワーク、ロルフィング。「能」との共通性に着目した著者が提案するエクササイズ。

安田 登
能に学ぶ「和」の呼吸法
信長がストレスをパワーに変えた秘密とは？
深い呼吸と発声が、心と体の隠れた力を引き出す！ 信長は、なぜ戦いの直前に『敦盛』を舞ったのか？

安田 登
体と心がラクになる「和」のウォーキング
芭蕉の〝疲れない歩き方〟でからだをゆるめて整える
本書でおすすめするスローウォークは、無理な負担をかけず、からだの深層の筋肉を活性化させる歩き方です。

祥伝社黄金文庫

甲野善紀
荻野アンナ
古武術で毎日がラクラク！
疲れない、ケガしない「体の使い方」
重い荷物を持つ、階段を上る、肩こりをほぐす、老親を介護するetc.……体育「2」のアンナもすぐにできた！

沖　幸子
50過ぎたら、ものは引き算、心は足し算
「きれいなおばあちゃん」になるために。今から知っておきたい、体力と時間をかけない暮らしのコツ。

沖　幸子
50過ぎたら、家事はわり算、知恵はかけ算
美しく生きるための人生のかくし味
後半の人生は暮らしのダイエットのはじめどき。年を重ねても、気力溢れる豊かな日々を送るために——。

本間良子
本間龍介／監修
しつこい疲れは副腎疲労が原因だった
ストレスに勝つホルモンのつくりかた
「副腎」は、ストレスに対応するホルモンを出している大事な臓器。ちょっとした習慣で、ストレスに強い体に！

本間良子
本間龍介
心と脳の不調は副腎ケアで整える
「うつ」『認知症状』『発達障害』に効くホルモンのパワー
心の状態を左右する脳の健康に多大な影響を与えるのが実は副腎。副腎の「ホルモン力」で心と脳を整える！

本間良子
本間龍介
しつこい疲れは食事で解決！
「副腎疲労外来」が教えていること
あなたのその疲れ、副腎疲労のせいかも……。最新医学に基づく15のルールで元気になる！

祥伝社黄金文庫

三石巌
医学常識はウソだらけ
玄米は体にいい？　貧血には鉄分が一番？　卵はコレステロールの元に？——すべて、間違いです！

三石巌
医学常識はウソだらけ〈実践対策編〉
分子栄養学が教える正しい食事と運動
科学的理論に裏づけられた三石先生の食事と運動、全部見せます！　90歳以上でも実践できる科学的運動法とは？

三石巌
医学常識はウソだらけ〈一問一答編〉
自力で健康問題を解決するヒント
健康のレベルアップを願うあなたに！　92歳で腕立て伏せ50回、95歳でスキーを楽しむ著者がズバリ答えます！

三石巌
脳細胞は甦《よみがえ》る
ボケ、老化を防ぐ「脳の健康法」
高ビタミン、高タンパク、スカベンジャーで身も心も健康に！　分子栄養学が明かす、脳の活性化の原理。

三石巌
からだの中から健康になる長寿の秘密
95歳が実践した脳、筋肉、骨が甦る「分子栄養学」健康法
からだと素直につき合えば病気にならない——三石流、健康で長生きの秘訣を語る。渡部昇一氏も称賛！

三石巌
医者いらず、老いしらず
人生１００年時代の新・健康常識
こんな時代だから、自分の健康は自分で守る！　今こそ知りたい、科学的に正しい知識・食事・運動。